Soya Rungsung
Satyavan Rampal
Adil Mehraj Khan

Melhoria da toxicidade testicular da enrofloxacina com selénio

Soya Rungsung
Satyavan Rampal
Adil Mehraj Khan

Melhoria da toxicidade testicular da enrofloxacina com selénio

ScienciaScripts

Imprint

Any brand names and product names mentioned in this book are subject to trademark, brand or patent protection and are trademarks or registered trademarks of their respective holders. The use of brand names, product names, common names, trade names, product descriptions etc. even without a particular marking in this work is in no way to be construed to mean that such names may be regarded as unrestricted in respect of trademark and brand protection legislation and could thus be used by anyone.

Cover image: www.ingimage.com

This book is a translation from the original published under ISBN 978-620-7-99689-6.

Publisher:
Sciencia Scripts
is a trademark of
Dodo Books Indian Ocean Ltd. and OmniScriptum S.R.L publishing group

120 High Road, East Finchley, London, N2 9ED, United Kingdom
Str. Armeneasca 28/1, office 1, Chisinau MD-2012, Republic of Moldova, Europe
Printed at: see last page
ISBN: 978-620-8-02013-2

ÍNDICE

CAPÍTULO I

INTRODUÇÃO

As fluoroquinolonas (FQs) são uma classe sintética de agentes antimicrobianos (Randall e Walker 1999). Têm como alvo a DNA girase bacteriana e a topoisomerase IV, que são essenciais para manter a conformação do ADN. Estes agentes têm uma elevada potência e são desprovidos de várias deficiências terapêuticas das quinolonas, nomeadamente o ácido nalidíxico e o ácido oxolínico (Liu 2010). As fluoroquinolonas são uma classe muito importante de antimicrobianos utilizados na prática veterinária (Dowers *et al* 2009). A enrofloxacina, uma 6-fluoroquinolona, é um medicamento bactericida com uma atividade antimicrobiana potente contra uma vasta gama de bactérias gram-negativas, gram-positivas e anaeróbias facultativas, incluindo estirpes resistentes a outros agentes antimicrobianos (Elmas *et al* 2001, Mitchell 2006, Ibrahim e Yarsan 2011). Este antibiótico é altamente lipofílico e a adição de um ácido carboxílico e de uma amina terciária contribui para as suas propriedades anfotéricas.

As fluoroquinolonas são geralmente bem toleradas e consideradas como agentes antimicrobianos seguros, com relativamente poucos efeitos adversos. Os efeitos adversos mais comuns notificados para todas as quinolonas envolvem desconforto gastrointestinal e reacções do SNC, disglicemia, artropatias, fotossensibilidade e lesões da cartilagem (Breen *et al* 1999, Lipsky e Baker 1999, Mohr 2005, Park-Wyllie 2006). Além disso, vários relatórios demonstraram que as fluoroquinolonas induzem efeitos prejudiciais no sistema reprodutor masculino (Aral *et al* 2008). É mais provável que as alterações na qualidade do sémen se devam a factores ambientais (Abd-Allah *et al* 2000), como a exposição a produtos químicos e medicamentos, incluindo antimicrobianos (Amaan e Berndtson 1986, Khaki *et al* 2008). Muitos medicamentos são conhecidos por afetar a contagem e a motilidade dos espermatozóides, que são determinantes importantes da fertilidade masculina (Schlegel *et al* 1991). As drogas podem ser transportadas para o fluido seminal e podem afetar diretamente as células do esperma, resultando em alterações fisiológicas, metabólicas e ou genéticas (Abd-Allah et *al* 2000). As evidências sugerem que muitos fármacos entram no trato geniturinário masculino através de um processo de captura de iões auxiliado pela solubilidade lipídica e pelo grau de ionização do fármaco (Pichini *et al* 1994, Ndovi *et al* 2006).

Aral *et al* (2008) relataram o impacto negativo da enrofloxacina na espermatogénese em ratos, manifestado como uma diminuição significativa da contagem de espermatozóides epididimários, da motilidade dos espermatozóides e um aumento significativo das anomalias dos espermatozóides. Do mesmo modo, Khaki *et al* (2008) relataram a toxicidade testicular da ciprofloxacina em ratos, tendo a administração de ciprofloxacina sido associada a uma diminuição significativa da concentração de espermatozóides, da motilidade e da viabilidade, a uma diminuição do número de células espermatogénicas (espermatogónias, espermatócitos, espermátides e espermatozóides) nos túbulos seminíferos, associada a um aumento do número de células germinativas apoptóticas. Outra fluoroquinolona, a ofloxacina, produz efeitos adversos dependentes da dose e da duração no sistema reprodutor masculino em ratos (El-Harouny *et al* 2010).

A produção de espécies reactivas de oxigénio (ROS) induzida pelas fluoroquinolonas (Ibrahim e Yarsan 2011) pode resultar da sua degradação (Shimoda *et al* 2000). Foi notificada a indução de stress oxidativo com a administração de ofloxacina, ciprofloxacina, levofloxacina, gatifloxacina e enrofloxacina (Rampal *et al* 2008, Ibrahim e Yarsan 2011, Talla e Veerareddy 2011). O stress oxidativo ocorre como consequência do desequilíbrio entre o sistema antioxidante celular e a produção de radicais livres, incluindo espécies reactivas de oxigénio (Takhshid *et al* 2012). A leitura da literatura sugere o papel do stress oxidativo na toxicidade testicular induzida pelas fluoroquinolonas (Talla e Veerareddy 2011).

O selénio é um oligoelemento alimentar essencial, desempenhando um papel fundamental na reprodução masculina (Shalini e Bansal 2005). É um componente essencial da glutationa peroxidase (GPx), uma enzima que protege os ácidos gordos polinsaturados dos lípidos das membranas contra a degeneração oxidativa (Barceloux 1999). Entre as suas funções vitais, o selénio é um requisito essencial para o desenvolvimento normal dos testículos e da espermatogénese (Behne *et al* 1996). A influência do Se dietético na qualidade do sémen foi descrita em ratos (Sánchez-Gutiérrez *et al* 2008), ratazanas (Wu *et al* 1979), coelhos (Castellini *et al* 2002) e cabras (Shi *et al* 2010). Antioxidantes como o selénio melhoram o estado antioxidante testicular (Shi *et al* 2010). Os antioxidantes naturais podem ser úteis na prevenção ou redução dos efeitos nocivos das ROS nos testículos e na qualidade do sémen (Yousef 2010).

A toxicidade das fluoroquinolonas está associada a um aumento da extensão do stress oxidativo, que é um desequilíbrio entre oxidantes e antioxidantes. Para corrigir este desequilíbrio entre oxidantes e antioxidantes, a suplementação com antioxidantes é uma estratégia terapêutica potencial comum utilizada em condições associadas ao aumento do stress oxidativo. Tendo em consideração os factos acima referidos, a presente investigação foi realizada com os seguintes objectivos

1. Avaliar o estado antioxidante na toxicidade testicular induzida pela enrofloxacina em ratos.

2. Determinar o efeito benéfico do selénio na toxicidade testicular induzida pela enrofloxacina em ratos.

CAPÍTULO II

REVISÃO DA LITERATURA

As fluoroquinolonas são uma classe de compostos que constituem um grupo grande e em expansão de agentes antimicrobianos sintéticos. Estruturalmente, todas as fluoroquinolonas contêm uma molécula de flúor na posição 6th do núcleo básico da quinolona. Apesar da semelhança básica na estrutura central destas moléculas, as suas propriedades físico-químicas, caraterísticas farmacocinéticas e actividades microbianas podem variar acentuadamente entre compostos (Martinez *et al* 2006). O objetivo da terapia antimicrobiana é atingir a concentração eficaz de um medicamento adequado no local da infeção, evitando simultaneamente a concentração tóxica do medicamento no plasma ou nos órgãos. No esforço para fabricar agentes antimicrobianos mais eficazes mas mais seguros, o anel básico da 4-quinolona foi modificado para obter fluoroquinolonas. As fluoroquinolonas são uma classe sintética de agentes antimicrobianos, que foram desenvolvidos para satisfazer as necessidades clínicas dos doentes com infecções bacterianas (Randall e Walker 1999). Estes agentes apresentam melhores caraterísticas em termos de potência, espetro, eficácia *in vitro* contra organismos resistentes com um perfil de segurança aceitável (Blondeau 1999) e não apresentam as deficiências terapêuticas das quinolonas, nomeadamente o ácido nalidíxico e o ácido oxolínico.

A enrofloxacina é um membro da família das 6-fluoro-7-piperazinil-4-quinolonas comercializadas especialmente para utilização em medicina veterinária. É altamente lipofílica e a adição de um ácido carboxílico e de uma amina terciária contribui para as suas propriedades anfotéricas. A enrofloxacina é bactericida e tem uma excelente atividade contra agentes patogénicos gram-positivos, gram-negativos e bactérias anaeróbias facultativas, incluindo estirpes resistentes a outros agentes antimicrobianos

(Elmas et al 2001, Mitchell 2006). Também tem sido utilizado para controlar determinados agentes patogénicos intracelulares. A biodisponibilidade oral da enrofloxacina é excelente em mamíferos monogástricos e vitelos pré-ruminantes, sendo que até 80% da dose ingerida é absorvida pela circulação sistémica. A enrofloxacina não se complexa facilmente com as proteínas plasmáticas, o que lhe permite atravessar facilmente as membranas celulares (Vancutsem *et al.*, 1990). A enrofloxacina, tal como outras fluoroquinolonas, distribui-se amplamente pelo organismo, incluindo os rins, o fígado, a bílis, a próstata, o útero e as trompas de Falópio, os ossos e os tecidos inflamatórios (Montay *et al* 1984). É excretada principalmente através dos rins, com excreção secundária através do fígado (Montay *et al* 1984, Vancutsem *et al* 1990). Embora a enrofloxacina seja um antimicrobiano ativo, pode ocorrer biotransformação em ciprofloxacina em algumas espécies. A biotransformação da enrofloxacina inclui a N-desalquilação, a conjugação de glucuronido com o azoto na posição para do anel piperazinílico, a oxidação na posição orto para amina substituída e a abertura do anel piperazinílico (Vancutsem *et al.*, 1990).

Mecanismo de ação

A DNA girase e a topoisomerase IV são essenciais para a replicação do ADN e para a partição do ADN cromossómico replicado (Fukuda e Hiramatsu 1999). A DNA girase, uma enzima tetramérica constituída por duas subunidades A e duas subunidades B, é um alvo primário das fluoroquinolonas em *Escherichia coli* e é a única enzima capaz de introduzir torções super-hélicas negativas no ADN bacteriano (Gellert *et al* 1976, Hooper 1998). A topoisomerase IV, uma topoisomerase recentemente caracterizada, parece ser um alvo primário de muitas fluoroquinolonas em bactérias gram-positivas, como *Staphylococcus aureus* e *Streptococcus pneumoniae*. A topoisomerase IV bacteriana parece ser a principal enzima que resolve ou decatena os círculos de ADN-filho interligados que ocorrem na conclusão de uma ronda de replicação do ADN, permitindo a segregação dos cromossomas-filho em células-filhas (Adams *et al* 1992, Drlica 1999, Zhao *et al* 1997 e Hooper 1998). A Topoisomerase IV, tal como a DNA girase, é também composta por quatro subunidades.

Como parte do mecanismo de reação da topoisomerase, a DNA girase e a topoisomerase IV quebram transitoriamente a espinha dorsal do ADN e fazem passar uma dupla cadeia de ADN através dessas quebras, introduzindo assim uma superbobina negativa na cadeia (Drlica 1999). Os antibióticos de fluoroquinolonas têm como alvo a DNA girase e a topoisomerase IV enquanto estas enzimas estão funcionalmente ligadas à cadeia de ADN, o que resulta num complexo fármaco-enzima-ADN em que o ADN provavelmente permanece quebrado (Drlica 1999). A morte celular resulta aparentemente da libertação de quebras de ADN de cadeia dupla de numerosos complexos fármaco-enzima-DNA em todo o cromossoma (Zhao *et al* 1997, Zhao *et al* 1998, Drlica 1999, Fukuda e Hiramatsu 1999, Zhao *et al* 1999).

O efeito das fluoroquinolonas na proliferação bacteriana sugere três mecanismos de destruição celular (Maxwell e Critchlow 1998, Guthrie *et al* 2004):

1. Mecanismo A: comum a todas as quinolonas. Este mecanismo requer a síntese de ARN e de proteínas e só é eficaz contra bactérias em divisão. O mecanismo A parece envolver o bloqueio da replicação pelo complexo girase-quinolona no ADN.

2. Mecanismo B: não requer a síntese de ARN e de proteínas e pode atuar em bactérias incapazes de se multiplicarem. O mecanismo B (insensível ao cloranfenicol) pode ser correlacionado com a deslocação das subunidades da girase que limitam o complexo ternário.

3. Mecanismo C: requer a síntese de ARN e de proteínas, mas não requer a divisão celular. O mecanismo C pode estar relacionado com o aprisionamento dos complexos da topoisomerase IV no ADN.

Toxicidade das fluoroquinolonas

As fluoroquinolonas são geralmente consideradas como agentes antimicrobianos seguros com relativamente poucos efeitos adversos. Embora as fluoroquinolonas sejam geralmente bem toleradas, têm sido associadas a efeitos adversos como desconforto gastrointestinal, disglicemia, perturbações do SNC, fotossensibilidade, artropatias, danos na cartilagem e descolamento da retina (Mohr 2005, Park-Wyllie 2006, Zhao *et al* 2010, Etminam *et al* 2012). A formação de radicais livres desempenha um papel no mecanismo dos defeitos da cartilagem e da fototoxicidade induzidos pela fluoroquinolona (Hayem *et al* 1994, Pouzaud *et al* 2004 e Gurbay *et al* 2006). O metabolismo das fluoroquinolonas é importante para o seu efeito indutor de stress oxidativo (Shimoda *et al* 2000). A incidência e o grau das reacções de fotossensibilidade variam significativamente entre os novos medicamentos à base de quinolonas, mas todas as quinolonas são potencialmente fototóxicas (Arata *et al* 1998). A fotossensibilidade inclui a fotoalergia e a fototoxicidade e, em muitos casos, a fotossensibilidade induzida pelas quinolonas tem um carácter fototóxico. As reacções fototóxicas estão associadas a queimaduras solares exageradas e à degeneração da retina (Christ e Lehnert 1990). Foi também referido que as fluoroquinolonas induzem citotoxicidade e stress oxidativo em células normais de fibroblastos humanos e que a vitamina E proporciona proteção contra estes efeitos (Gurbay *et al* 2002). Rampal *et al* (2008) avaliaram a retinopatia associada à ofloxacina em coelhos e o papel do stress oxidativo. A ofloxacina numa dose de 10 e 20 mg/kg peso corporal, duas vezes por dia durante 21 dias consecutivos, resultou numa elevação significativa da extensão da peroxidação lipídica e na depleção dos níveis de glutatião no sangue. Também foram observadas alterações marcantes em vários parâmetros do ciclo redox do glutatião. Verificou-se um aumento significativo da atividade enzimática da glutationa peroxidase e da glutationa redutase, ao passo que se observou uma diminuição das actividades das enzimas superóxido dismutase, catalase e glutationa-S-transferase. Os estudos histopatológicos revelaram danos na retina, especialmente no epitélio pigmentar da retina (EPR). Foram também observadas alterações degenerativas no fígado e nos rins. O fígado mostrou áreas focais de necrose, dilatação de sinusóides e infiltração celular, ao passo que nos rins foi registada degeneração glomerular e tubular, o que sugere um comprometimento do funcionamento renal.

Toxicidade testicular das fluoroquinolonas

As alterações na qualidade do sémen devidas a factores ambientais (Abd-Allah *et al* 2000) envolvem condições ambientais, exposição a produtos químicos e medicamentos, que são particularmente mal utilizados (Amaan e Berndtson 1986). Entre esses produtos químicos, os antibióticos são um dos mais comumente prescritos (Khaki *et al* 2008). Sabe-se que muitos medicamentos afectam a contagem e a motilidade dos espermatozóides, que são normalmente utilizados como indicadores da qualidade do sémen (Schlegel *et al* 1991). Uma vez que a fertilidade masculina está, até certo ponto, correlacionada com a contagem e morfologia dos espermatozóides, o resultado pode refletir uma redução global neste processo vital. Sabe-se que as drogas podem ser transportadas para o fluido seminal e podem afetar diretamente as células de esperma, resultando em desarranjos fisiológicos, metabólicos e ou genéticos (Abd-Allah *et al* 2000). Entre os factores que afectam a qualidade do sémen, a exposição a fármacos é de particular importância, sendo estes transportados para o plasma seminal (El-Harouny *et al* 2010). Há provas de que muitos fármacos entram no trato geniturinário masculino através de um processo de captura de iões auxiliado pela solubilidade lipídica e pelo grau de ionização do fármaco (Pichini *et al* 1994, Ndovi *et al* 2006).

Vários relatórios demonstraram que as fluoroquinolonas induzem efeitos prejudiciais no sistema reprodutor masculino (Aral *et al* 2008). A ofloxacina altera significativamente a espermatogénese em ratos, como indicado pela análise citométrica de fluxo perturbada do ADN testicular (Crotty *et al* 1995). El-Harouny *et al* (2010) avaliaram o efeito tóxico a longo prazo da ofloxacina nos testículos e no epidídimo de 72 ratos albinos machos adultos e relataram efeitos adversos dependentes da dose e da duração da ofloxacina nos testículos de ratos. No estudo, os ratos foram divididos em grupo A e grupo B. O grupo A, que recebeu ofloxacina durante 14 dias, foi subdividido em dois subgrupos: dose baixa - 14 receberam uma dose baixa de 72 mg/kg de peso corporal diariamente e dose alta - 14 receberam uma dose alta de 216 mg/kg de peso corporal diariamente. O grupo B, que recebeu ofloxacina durante 28 dias, também foi subdividido em dois subgrupos; a dose baixa-28 recebeu 72 mg/kg de peso corporal e a dose alta-28 recebeu 216 mg/kg de peso corporal diariamente. Os animais foram avaliados quanto ao peso corporal, peso testicular, peso testicular relativo, testosterona sérica, análise de espermatozóides epididimários (contagem de espermatozóides, motilidade, morfologia, velocidade curvilínea, velocidade linear e índice de linearidade) e histopatologia testicular. Os efeitos adversos da ofloxacina foram correlacionados com o aumento da duração e/ou da dose do tratamento e concluiu-se que a ofloxacina a longo prazo tem um efeito prejudicial direto sobre os testículos de ratos albinos nas doses e durações estudadas.

Khaki *et al* (2008) estudaram os efeitos da ciprofloxacina nos testículos e nos parâmetros do esperma em ratos Wistar machos que receberam 12,5 mg/kg de ciprofloxacina por via oral diariamente durante 60 dias. Foi efectuada uma análise da motilidade, morfologia e viabilidade dos espermatozóides e um ensaio TUNEL para detetar a apoptose nos tecidos dos testículos. A ciprofloxacina resultou numa diminuição significativa da concentração, motilidade e viabilidade dos espermatozóides. Diminuição do número de células espermatogénicas (espermatogónias, espermatócitos, espermátides e espermatozóides) nos túbulos seminíferos, associada a um aumento do número de células germinativas apoptóticas, o que permitiu concluir que a ciprofloxacina tem efeitos toxicológicos no sistema reprodutor dos ratos machos. Abd-allah *et al* (2000) investigaram os efeitos adversos nos testículos das fluoroquinolonas de uso corrente ofloxacina, ciprofloxacina e pefloxacina, que foram administradas a diferentes grupos de ratos em doses de 72, 135 e 72 mg/kg/dia por via oral, respetivamente, durante 15 dias consecutivos. Os resultados revelaram que a administração de ofloxacina resultou em alterações histopatológicas testiculares acentuadas e concluíram ainda que a ofloxacina, a ciprofloxacina e a pefloxacina prejudicaram significativamente a função e a estrutura testiculares dos ratos. Para avaliar os efeitos tóxicos da enrofloxacina no sistema reprodutor de ratinhos machos, Aral *et al* (2008) administraram enrofloxacina por via subcutânea a ratinhos machos numa dose fixa de 150 mg/kg uma vez por dia durante 15 dias consecutivos. A análise da qualidade dos espermatozóides revelou uma diminuição significativa da contagem de espermatozóides epididimários, da motilidade dos espermatozóides e um aumento significativo das anomalias dos espermatozóides nos ratos tratados, indicando um impacto negativo da enrofloxacina na espermatogénese.

Kizawa *et al* (2000) estudaram a toxicidade testicular da enoxacina em ratos após administração oral na dose de 3000 mg/kg/dia durante duas semanas. O peso absoluto do epidídimo diminuiu; em contrapartida, o peso relativo do testículo aumentou no grupo tratado com enoxacina no final do período de dosagem, tendo sido acompanhado por uma diminuição acentuada do peso corporal. O exame histopatológico dos testículos revelou alterações regressivas: degeneração de espermátides e espermatócitos, formação de células gigantes multi-nucleadas e/ou degeneração vacuolar das células de Sertoli. As espermátides e os espermatócitos degenerativos foram fortemente positivos na marcação de extremidade cortada da dUTP-biotina mediada pela desoxinucleotidil transferase terminal (TUNEL), o que levou à conclusão de que um tratamento de 2 semanas é suficiente para concluir os efeitos tóxicos da enoxacina nos órgãos reprodutores dos ratos machos e que a toxicidade testicular induzida pela enoxacina está associada à apoptose das células germinativas.

O stress oxidativo é um fator importante na etiologia da infertilidade masculina. As fluoroquinolonas produzem espécies reactivas de oxigénio (ROS) (Ibrahim e Yarsan 2011) e a geração de radicais livres contribui para um aumento do stress oxidativo, promovendo a inibição das actividades das enzimas celulares, da glutationa peroxidase (GPx) e da catalase (CAT) (Yazar e Tras 2001, Carreras *et al* 2005). A leitura da literatura sugere o papel do stress oxidativo na toxicidade testicular induzida pelas fluoroquinolonas (Talla e Veerareddy 2011). O stress oxidativo ocorre como consequência do desequilíbrio entre o sistema antioxidante celular e a produção de radicais livres, incluindo espécies reactivas de oxigénio (Takhshid *et al* 2012). Foi notificada a indução de stress oxidativo com a administração de ofloxacina, ciprofloxacina, levofloxacina, gatifloxacina e enrofloxacina (Rampal *et al* 2008, Ibrahim e Yarsan 2011, Talla e Veerareddy 2011). A degradação das fluoroquinolonas é importante para o seu efeito indutor de stress oxidativo (Shimoda *et al* 2000). Há provas de que a formação de radicais livres desempenha um papel no mecanismo dos defeitos da cartilagem e da fototoxicidade induzidos pelas fluoroquinolonas (Pouzaud *et al* 2004, Gurbay *et al* 2006). O stress oxidativo foi implicado no desencadeamento da apoptose, enquanto que o papel deste último na toxicidade testicular também foi documentado (Xin *et al* 2010 e Mathur *et al* 2011). A ciprofloxacina inibe o crescimento e induz a apoptose em diferentes linhas celulares (Herold *et al* 2002 e Engeler *et al* 2012). O ataque de ROS pode induzir a peroxidação lipídica e a fragmentação do ADN, perturbando tanto a motilidade das células como a sua capacidade normal de apoiar o desenvolvimento embrionário normal (Aitken 1999, Sikka 2001, Aitken 2004, Aitken e Baker 2006, Agarwal *et al* 2006, Aitken e De Iuliis 2007) e a nível testicular. O stress oxidativo é capaz de perturbar a capacidade esteroidogénica das células de Leydig (Hales *et al* 2005), bem como o epitélio germinal para diferenciar espermatozóides normais (Naughton *et al* 2001).

Ibrahim e Yarsan (2011) investigaram a possibilidade de envolvimento do stress oxidativo no mecanismo de condriotoxicidade por fluoroquinolonas. A enrofloxacina foi administrada oralmente a 80 pintos de carne durante 15 e 30 dias a 100, 200 e 400 mg/kg de peso corporal e foram estimadas as actividades das enzimas antioxidantes e os níveis sanguíneos de malondialdeído (MDA). Os resultados mostraram um aumento dos níveis de MDA e uma diminuição das actividades das enzimas antioxidantes, superóxido dismutase (SOD) e catalase (CAT), sugerindo que a condrotoxicidade da enrofloxacina pode ser devida ao stress oxidativo, o que apoia a hipótese de que as reacções mediadas por radicais livres podem estar envolvidas nas reacções adversas das fluoroquinolonas.

Gurbay e Hincal (2004) estudaram as alterações induzidas pela ciprofloxacina no estado redox da glutationa em tecidos de ratos. O efeito indutor de stress oxidativo da ciprofloxacina foi investigado em ratos através da medição do estado redox do glutatião. O fármaco foi administrado a ratos em duas doses únicas diferentes (100 e 150 mg/kg peso corporal, por via intraperitoneal) ou numa dose repetida (500 mg/kg/dia, por via intragástrica, durante 5 dias). Foram também avaliados os efeitos protectores da vitamina E ou do alopurinol contra as alterações induzidas pela ciprofloxacina no sistema de glutatião. Após ambas as vias de administração de ciprofloxacina, o conteúdo total de glutatião hepático diminuiu significativamente. A glutationa oxidada (GSSG) no cérebro aumentou apenas com doses repetidas de ciprofloxacina. A ciprofloxacina induziu alterações dependentes da dose no estado redox do glutatião em ambos os tecidos. Com uma dose única, o efeito foi mais pronunciado nos tecidos cerebrais, enquanto as doses repetidas produziram um efeito significativo em ambos os tecidos. O pré-tratamento dos ratos com antioxidantes antes da administração de ciprofloxacina proporcionou uma proteção acentuada contra as perturbações redox do glutatião em ambos os tecidos. Os resultados indicam a indução de stress oxidativo nos tecidos cerebrais e hepáticos dos ratos pelo tratamento com ciprofloxacina.

O selénio e o seu papel na reprodução

O selénio (Se) é um elemento essencial descoberto em 1818 pelo cientista sueco Jacob Berzelius. O selénio é um componente essencial da enzima (GPx) glutatião peroxidase (Wichtel *et al* 1998). A enzima dos eritrócitos de bovinos e ovinos contém 4 g de átomos de selénio por mole de enzima (Underwood e Suttle 1999). A GPx plasmática protege as membranas celulares e os organelos contendo lípidos dos danos peroxidativos através da inibição e destruição de peróxidos endógenos, actuando em conjunto com a vitamina E para manter a integridade destas membranas (Van Metre e Callan 2001). A glutationa peroxidase de hidroperóxidos de fosfolípidos pode reduzir especificamente os hidroperóxidos de fosfolípidos (Imait e Nakagawa 2003) e pode estar envolvida na moderação da morte celular apoptótica (Nomura *et al* 2001) e na maturação dos espermatozóides. O peróxido de hidrogénio e os peróxidos lipídicos são capazes de causar a desnaturação irreversível de proteínas celulares essenciais, o que leva à degeneração e à necrose. A glutationa peroxidase catalisa a degradação do peróxido de hidrogénio e de certos hidroperóxidos orgânicos.

A fosfolípido hidroperóxido glutatião peroxidase (PHGPx), uma selenoproteína, foi encontrada em quantidades elevadas nas células espermatogénicas em maturação do testículo de rato (Roveri *et al* 1992). Além disso, observa-se um elevado nível de expressão da selenoproteína-P nos testículos (Burk e Hill 1994). O ARNm da selenoproteína-P foi predominantemente expresso nas células intersticiais de Leydig (Koga *et al* 1998). Uma quantidade considerável de Se também é conhecida por estar localizada na parte central do esperma (Brown e Burk 1973). A secreção de testosterona estimulada com LHRH foi menor em ratos com deficiência de Se do que em ratos com Se completo (Behne *et al* 1987). Estes resultados indicam o papel do Se na espermatogénese. Shi *et al* (2010) concluíram que a deficiência de Se resultou em mitocôndrias espermáticas anormais e a suplementação com nano-Se aumentou o conteúdo de Se no testículo, a atividade GPx testicular e do sémen, protegeu a integridade do sistema de membrana e a disposição apertada da peça central das mitocôndrias. Shi *et al* (2010) avaliaram o efeito a curto prazo da levedura enriquecida com selénio na dieta sobre os parâmetros do sémen de caprinos durante a época de reprodução. Administraram 0, 0,5, 1,0 e 2,0mg de Se/kg de matéria seca e verificaram uma melhoria da qualidade e do estado antioxidante em cabras suplementadas com selénio.

Ranawat e Bansal (2009) avaliaram o efeito modulador do selénio nos espermatozóides e o envolvimento dos factores de transcrição proteína de ligação do elemento de resposta do AMPc (CREB) e modulador do elemento de resposta do AMPc em ratos. Três grupos de ratos foram alimentados com dietas deficientes em selénio, adequadas e em excesso durante 8 semanas e foram sacrificados após o tratamento para análise posterior. Os níveis de selénio e GPx no testículo mostraram um efeito dependente da dose. Verificou-se uma diminuição dos níveis séricos de testosterona, LH e FSH nos ratos alimentados com dietas deficientes ou excessivas em selénio. A histoarquitectura testicular também foi alterada e os factores de transcrição CREB e CREM também mostraram alterações na sua expressão. Concluíram que a espermatogénese é um programa regulado pelo desenvolvimento e está sob o controlo de uma circulação hormonal complexa que leva à modulação de várias vias de sinalização que regem a sobrevivência e a apoptose das células, dependendo das condições fisiológicas.

Kaur e Bansal (2004) relataram o efeito deletério do stress oxidativo induzido pelo Se na esteroidogénese e nos danos no ADN do testículo do rato. Os animais foram alimentados com rações deficientes em selénio e enriquecidas com selénio para produzir stress oxidativo. Os níveis séricos de LH, FSH e testosterona foram reduzidos nos grupos com deficiência de selénio e foram acompanhados por uma diminuição do número de espermatozóides e da motilidade no grupo com deficiência de selénio. A fragmentação do ADN foi observada tanto nos grupos com deficiência de selénio como nos grupos com excesso de selénio. O selénio (Se) tem um papel plausível na toxicologia reprodutiva e afecta o potencial reprodutivo. A expressão das proteínas de choque térmico (HSPs) é um evento altamente regulado ao longo do processo de espermatogénese e é modulada por estímulos stressantes. Os ratos Balb/c machos foram alimentados com uma dieta à base de levedura com Se (deficiente e em excesso). Ambas as dietas induziram stress oxidativo. Durante o stress oxidativo, verificou-se um aumento da proteína HSPs e um efeito na espermatogénese, induzindo apoptose e necrose nos testículos (Kaushal e Bansal 2009).

Os antioxidantes naturais podem ser úteis para prevenir ou reduzir os efeitos nocivos das ROS nos testículos e na qualidade do sémen (Yousef 2010). Shi *et al* (2010) referiram que a suplementação com antioxidantes como o selénio melhora o estado antioxidante dos testículos. O selénio é um oligoelemento dietético essencial, envolvido na reprodução masculina (Shalini e Bansal 2005). Tem a propriedade única de atuar tanto como antioxidante como pró-oxidante. É um componente essencial da glutationa peroxidase (GPx), uma enzima que protege os ácidos gordos polinsaturados dos lípidos das membranas contra a degeneração oxidativa (Barceloux 1999). Os testículos e o epidídimo contêm concentrações elevadas de Se, o que indica o seu papel vital durante a espermatogénese para melhorar a qualidade do sémen (Ranawat e Bansal 2009). Entre as suas funções vitais, o selénio é um requisito essencial para o desenvolvimento normal dos testículos e da espermatogénese (Behne *et al* 1996). Verificou-se que a deficiência de Se pode levar a vários distúrbios reprodutivos, por exemplo, degeneração dos túbulos seminíferos, baixa integridade dos espermatozóides, número reduzido de espermatozóides dentro dos túbulos seminíferos e motilidade reduzida dos espermatozóides (Marin-Guzman *et al* 2000). A influência do Se dietético na qualidade do sémen foi descrita em ratos (Sánchez-Gutiérrez *et al* 2008), ratazanas (Wu *et al* 1979), coelhos (Cesare *et al* 2002) e cabras (Shi *et al* 2010). A motilidade do esperma prejudicada e as alterações morfológicas da arquitetura da peça média, muitas vezes resultando em desconexões de cabeças e caudas, são caraterísticas da deficiência moderada a grave de selénio, enquanto que há uma anulação completa da espermatogénese na deficiência extrema de selénio (Behne *et al* 1996).

Oda e El-Maddawy (2011) realizaram um estudo para avaliar o efeito adverso da deltametrina na fertilidade dos órgãos reprodutores em ratos machos e para avaliar o papel protetor da combinação de vitamina E e selénio na atenuação do efeito prejudicial da deltametrina na fertilidade masculina. Os resultados revelaram que o tratamento com a combinação de vitamina E/Se na toxicidade induzida pela deltametrina na reprodução masculina atenuou a redução do peso dos órgãos reprodutores, as caraterísticas do esperma, os danos oxidativos induzidos pela deltametrina nos testículos e as alterações histopatológicas dos órgãos reprodutores.

O nível de selénio sérico e o seu efeito na fertilidade masculina em 58 homens inférteis e 52 homens férteis normais com idades compreendidas entre os 22 e os 50 anos foi estudado por Khodiar *et al* (2012) e a avaliação foi feita sobre o efeito em diferentes parâmetros como a contagem de espermatozóides, a morfologia e a motilidade dos espermatozóides. O resultado relatou que a diferença aparente no selénio sérico entre o controlo fértil normal e os casos inférteis foi estatisticamente significativa (p<0,01), sugerindo uma correlação positiva entre níveis baixos de selénio sérico e parâmetros de má qualidade do sémen. Foi ainda proposto que o selénio actua como um eliminador de radicais livres e melhora a qualidade do sémen em virtude do componente antioxidante da selenoproteína e da glutationa peroxidase clássica (GPx).

Shabnam *et al* (2008) realizaram um estudo experimental para determinar os efeitos de diferentes doses de selénio nos parâmetros do esperma e na estrutura testicular de ratos idosos e jovens. Vinte ratos machos de 10 a 12 meses e vinte ratos machos de 2 a 3 meses de idade foram divididos aleatoriamente em três grupos: controlo, simulado e experimental. O grupo de controlo não recebeu qualquer injeção, mas os grupos simulado e experimental receberam injecções intraperitoneais diárias de solvente de selénio (solução salina normal) e selénio, 0,2 mg/kg respetivamente, durante 5 semanas. Os exames histológicos, bem como as análises de esperma realizadas nos dias 21, 28, 35 e 42 dias após o início das injecções, mostraram melhorias especialmente em termos de morfologia normal e taxa de viabilidade no grupo experimental (P < 0,05). A diminuição da contagem de espermatozóides foi evidente nos ratos idosos no exame histológico e alguns vacúolos foram observados no epitélio dos túbulos seminíferos. Os resultados deste estudo indicaram que a administração de 0,2 mg/kg de selénio melhora alguns parâmetros do esperma nos ratos idosos, sugerindo que os efeitos do selénio são dependentes da dose e que quantidades adequadas do elemento podem provavelmente melhorar a função testicular e a qualidade do esperma nos indivíduos idosos.

<u>CAPÍTULO III</u>

<u>MATERIAIS E MÉTODOS</u>

A presente investigação foi realizada para estudar o efeito benéfico do selénio na toxicidade testicular induzida pela enrofloxacina, alimentando ratos tratados com enrofloxacina com uma dieta contendo selénio orgânico (trigo selenífero).

3.1 Animais experimentais

O estudo foi efectuado em ratos machos maduros, pesando entre 127 e 129 g. Os ratos foram obtidos no Department of Livestock Production and Management, GADVASU, Ludhiana. Os animais utilizados no presente estudo foram mantidos em conformidade com as diretrizes do Committee for the Purpose of Control and Supervision of Experiments on Animals (CPCSEA) da Índia e o estudo foi aprovado pelo comité institucional de ética animal. Antes do início da experiência, os ratos foram mantidos em condições laboratoriais durante um período de sete dias para aclimatação e quarentena. Os ratos foram alimentados *ad libitum* com pellets de carne e água. Todos os animais experimentais foram mantidos sob observação constante durante todo o período de estudo.

3.2 Dose e duração da experiência

Os ratos machos foram divididos aleatoriamente em cinco grupos de oito ratos cada e receberam diferentes tratamentos durante 21 dias consecutivos. O grupo I serviu de controlo, os grupos II e III receberam enrofloxacina por gavagem na dose de 20 e 80 mg/kg de peso corporal.   O Grupo IV foi alimentado com Se orgânico supra-nutricional na ração e administrado por gavagem com enrofloxacina a 20 mg/kg de peso corporal. O grupo V foi alimentado com Se orgânico supra-nutricional na ração e enrofloxacina por gavagem a 80 mg/kg de peso corporal.

3.3 Preparação da alimentação

Os ratos foram alimentados com pellets artesanais (**Quadro 1**). O Se orgânico foi obtido sob a forma de trigo proveniente de uma zona selenífera do Punjab. A concentração de Se no trigo comercial e no trigo selenífero foi determinada por espetrofotómetro de absorção atómica (AAS). O granulado de ração com Se supranutricional (orgânico) foi preparado adicionando a quantidade necessária de trigo selenífero e a concentração final foi de 2,90 PPM.

Quadro 1: Composição dos granulados artesanais

COMPOSIÇÃO (PARA 100g)	ALIMENTAÇÃO NORMAL PARA RATOS DE CONTROLO (g)	ALIMENTAÇÃO COM NÍVEL SUPRA NUTRICIONAL DE SELÉNIO ORGÂNICO (g)
TRIGO(MERCADO)	75	72
TRIGO (TRIGO SELENÍFERO)	-	3
GRAMA DE FARINHA	10	10
LEITE EM PÓ DESNATADO	10	10
VITAMINA	2.5	2.5
MISTURA MINERAL	1.0	1.0
ÓLEO	1.0	1.0
SALGADO	0.5	0.5

Durante o período de estudo, os ratos foram pesados semanalmente para efetuar eventuais correcções da dose. Foram observados atentamente quanto ao aparecimento de sintomas tóxicos. A natureza, o grau e o tempo de ocorrência de vários sintomas tóxicos foram registados durante o período experimental.

3.4. Recolha e tratamento das amostras

Todos os ratos foram pesados, anestesiados com éter dietílico e dissecados em condições de higiene. O escroto dos ratos foi limpo de qualquer poeira ou detritos. O sangue foi colhido num frasco heparinizado e estéril por punção cardíaca. O plasma das amostras foi separado por centrifugação a 3000 rpm durante 15 minutos e foi armazenado a -20^0 C até análise posterior. As concentrações de enrofloxacina e ciprofloxacina no plasma foram determinadas simultaneamente utilizando HPLC de fase inversa com deteção de UV, de acordo com o método descrito por (Kung *et al* 1993) após extração da amostra utilizando o método de (Dimitrova *et al* 2007).

O sedimento (pellet eritrocitário) foi lavado três vezes com solução salina normal, antes da preparação do hemolisado. O lisado eritrocitário a 10% foi preparado em água destilada para a estimativa das enzimas: superóxido dismutase (SOD), catalase (CAT), glutatião peroxidase (GPx), glutatião redutase (GR), glutatião-S-transferase (GST) e glucose-6-fosfato desidrogenase (G-6-PD). Além disso, a peroxidação lipídica (LPO) foi estimada em 33% da suspensão eritrocítica em PBS e o glutatião sanguíneo (GSH) foi estimado no sangue total.

Os testículos foram recolhidos e pesados. O homogenato testicular (10%) foi preparado em PBS refrigerado e centrifugado a 4000 rpm durante 15 minutos para colher o sobrenadante, que foi utilizado para a estimativa da atividade da superóxido dismutase (SOD), da catalase (CAT) e da glutationa peroxidase (GPx). A peroxidação lipídica foi determinada em 10% do homogenato testicular. O restante tecido testicular foi armazenado em formalina tamponada a 10% para estudos histopatológicos.

3.5. Estimativa da enrofloxacina e da ciprofloxacina no plasma

3.5.1 Sistema cromatográfico

O sistema de cromatografia líquida de alta eficiência (Perkin Elmer) é constituído por uma bomba quarternária (série 200) e um injetor automático com um circuito de 200 µl, um detetor UV de duplo comprimento de onda (série 200) e o software Total Chrome®

para análise. Foi utilizada como fase estacionária uma coluna C18 de fase inversa

(Merck^{TM} , tamanho de partícula 5 µ e 4,6 × 250 mm). A fase móvel era constituída por

água desionizada: acetonitrilo na proporção de 80: 20, v/v, contendo 0,4% v/v de ácido

ortofosfórico 85%, 0,5% v/v de trietilamina e 5 mM de hidróxido de tetrabutilamónio a

40%. A fase móvel foi bombeada a uma velocidade de 0,75 ml/min. A deteção da

enrofloxacina foi efectuada por um detetor de UV com um comprimento de onda de 278

nm à temperatura ambiente de 25°C ± 2°C. O tempo de retenção da ciprofloxacina e da

enrofloxacina no plasma com a substância em estudo foi de 7,0 ± 0,5 min e 8,0 ± 0,5 min,

respetivamente. **A Fig.1** mostra o cromatograma da amostra de plasma em branco.

Verificou-se que o tempo de retenção da ciprofloxacina e da enrofloxacina nas amostras

de plasma de ensaio extraídas coincide com o pico dos respectivos padrões (**Fig. 2**)

3.5.2 Preparação da amostra

A 300 µl de amostras de plasma descongelado (padrão, controlo ou desconhecido)

foram adicionados consecutivamente 10 µl de ácido fosfórico a 85% e 40 µl de ácido

perclórico a 70%. Depois de misturar e agitar durante 10 segundos, a mistura foi

centrifugada a 14.500 rpm durante 15 minutos e uma alíquota de 30 µl do sobrenadante

foi injetada no sistema HPLC.

3.5.3 Preparação da curva padrão para a enrofloxacina

Foi preparada uma solução-mãe (1 mg/ml) dissolvendo o pó de enrofloxacina pura

em acetonitrilo. Foram efectuadas outras diluições em água desionizada para HPLC. A

solução de trabalho

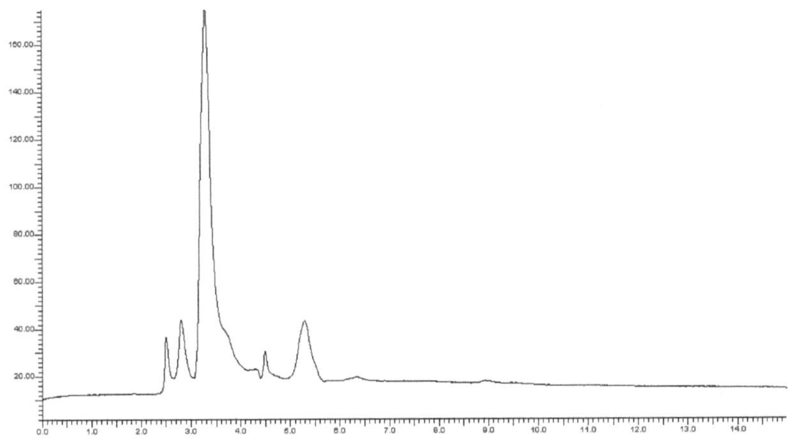

Fig 1: Cromatograma do plasma de rato de controlo/sem fármaco

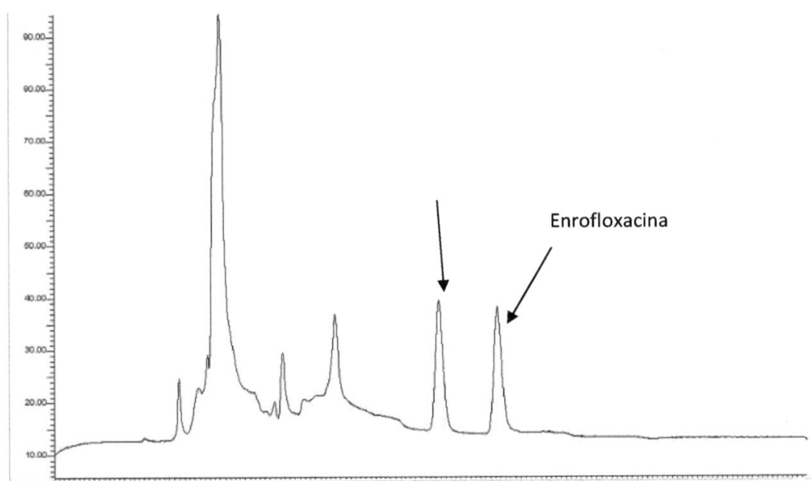

Fig 2: Cromatograma da ciprofloxacina e da enrofloxacina no plasma de ratos.

Foram preparados padrões de enrofloxacina em concentrações que variam entre 0,01 e 5 µg/ml em plasma de rato. A curva de calibração para amostras de plasma foi construída na gama de 0,05 a 5 µg/ml. A curva padrão foi preparada traçando a área do pico sob a curva em função da concentração correspondente (µg/ml) do fármaco no plasma (**Fig. 3**).

O limite de deteção (LOD) e o limite de quantificação (LOQ) da enrofloxacina no plasma foram 0,06 e 0,1 µg/ml, respetivamente.

3.5.4 Preparação da curva padrão para a ciprofloxacina

Foi preparada uma solução de reserva (1 mg/ml) dissolvendo ciprofloxacina pura em pó em água desionizada para HPLC. Os padrões de trabalho de ciprofloxacina em concentrações que variam entre 0,01 e 5 µg/ml foram preparados em plasma de rato. A curva de calibração para amostras de plasma foi construída no intervalo de 0,05 a 5 µg/ml. A curva padrão foi preparada traçando a área do pico em função da concentração (µg/ml) do fármaco (**Fig. 4**). O limite de deteção (LOD) e o limite de quantificação (LOQ) da ciprofloxacina no plasma foram de 0,02 e 0,06 µg/ml, respetivamente.

3.5.5 Quantificação do fármaco

A fórmula de regressão obtida a partir das curvas de calibração foi utilizada para quantificar a concentração de enrofloxacina e ciprofloxacina no plasma, substituindo o respetivo valor da área do pico pela seguinte equação

$$y = m x + c$$

Onde:

y = área do pico

c= interceção Y

m= declive da curva de calibração

x= concentração

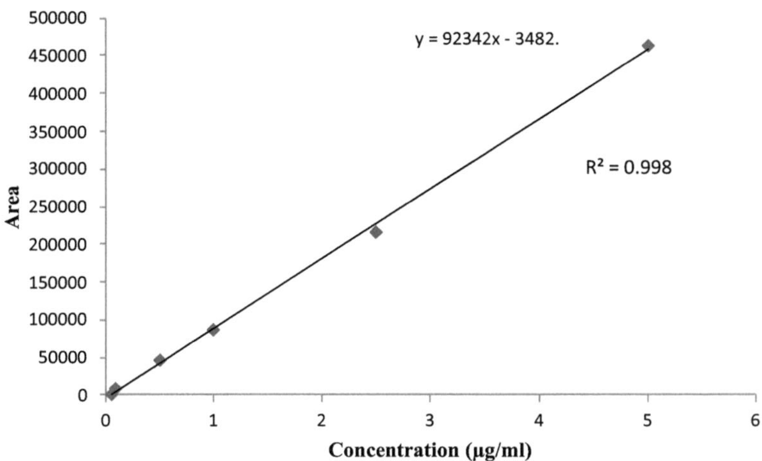

Fig 3: Curva padrão da enrofloxacina

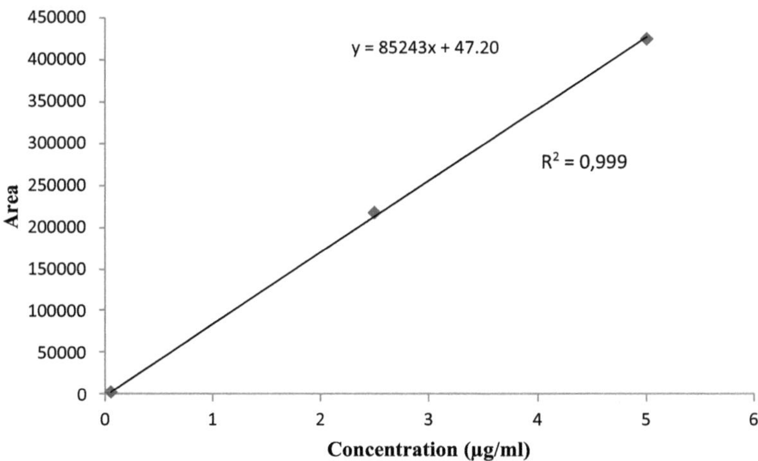

Fig 4: Curva padrão da ciprofloxacina

A equação de regressão para calcular a concentração de enrofloxacina no plasma foi

$$y = 92342 \, (x) - 3482.$$

A equação de regressão para calcular a concentração de ciprofloxacina no plasma foi

$$y = 85243\ (x) + 47,20$$

3.6. Estimativa da testosterona

Os níveis plasmáticos circulatórios da hormona testosterona foram analisados pelo Lumax$_{TM}$ Model 4101, Chemiluminiscence Immuno Assay (CLIA) Strip Reader (Monobind, Inc. USA), utilizando micropoços Acculite CLIA (Monobind, Inc. USA), de acordo com o protocolo normalizado do fabricante.

3.7 Ensaio do estado antioxidante

3.7.1 Glutatião no sangue

O glutatião sanguíneo (GSH) foi determinado pelo método de Beutler et al (1963).

Reagentes:

Solução de precipitação: 1,67 g de ácido metafosfórico glacial, 0,2 g de sal dissódico de EDTA e 30 g de cloreto de sódio por 100 ml de água destilada. Esta solução é estável durante cerca de 3 semanas a 4° C. O precipitado fino que se pode formar é constituído por EDTA e não interfere com o teste.

Solução de fosfato (0,3 M Na2HPO4.2H2O): 13,35 g de hidrogenofosfato dissódico di-hidratado em 250 ml de água destilada.

Reagente DTNB: 40 mg de ácido 5-5'-ditiobis-(2-nitrobenzóico) em 100 ml de citrato de sódio a 1%. O reagente DTNB é estável durante pelo menos 3 meses a 4° C.

Solução padrão de GSH: 60 mg de glutatião reduzido foram dissolvidos em 100 ml de água destilada. A solução é estável durante 4 semanas a 4° C.

Procedimento:

A 0,2 ml de sangue total, adicionam-se 1,8 ml de água, seguidos de 3 ml da solução precipitante. A mistura foi deixada em repouso durante cerca de 5 minutos e depois centrifugada. Os 2 ml de sobrenadante recolhidos foram adicionados a 8 ml de solução de fosfato, seguidos da adição de 1 ml de reagente DTNB e a mistura de reação foi agitada em vórtice. Preparou-se um branco com 8 ml de solução de fosfato, 2 ml de solução de precipitação diluída (3:2 em água destilada) e 1 ml de reagente DTNB. A absorvância foi registada a 412 nm.

3.7.2 Glutatião Peroxidase

A atividade da glutationa peroxidase no lisado de eritrócitos foi avaliada pelo método de Hafeman *et al* (1974).

Reagentes:

Glutatião, 20 mM: 9,2 mg de GSH dissolvidos em 15 ml de água destilada.

Tampão fosfato de sódio, 0,4 M, pH 7, com EDTA 0,4 mM.

Azida de sódio, 0,01 M: 65 mg de azida de sódio em 100 ml de água destilada.

Peróxido de hidrogénio, 1,2 mM: 0,012 ml de 30% H_2O_2 em 100 ml de água destilada.

Hidrogenofosfato de sódio (Na_2HPO_4), 0,4 M: 7,12 g de Na_2HPO_4 em 100 ml de água destilada.

Solução de precipitação de ácido m-fosfórico: 1,67 g de ácido m-fosfórico, 0,2 g de EDTA e 30 g de NaCl em 100 ml de água destilada.

Reagente DTNB: 40 mg de 5-5'-ditiobis (ácido 2-nitrobenzóico) em 100 ml de solução de citrato trissódico a 1%.

Procedimento:

A 0,1 ml de lisado de eritrócitos/homogeneizado de tecidos, foram adicionados 1 ml de GSH, 1 ml de tampão fosfato e 0,5 ml de azida de sódio e o volume foi completado para 4 ml com água destilada. Após uma pré-incubação de cinco minutos, adicionou-se 1 ml de H_2O_2 (pré-aquecido a 37^0 C). Após um intervalo de 1 minuto, foram retiradas alíquotas de 1 ml da mistura de incubação e adicionadas a 4 ml de solução de precipitação de ácido m-fosfórico, seguida de centrifugação a 3000 rpm durante 15 minutos. A GSH no filtrado isento de proteínas foi determinada misturando 2 ml de sobrenadante com 2 ml de Na HPO$_{24}$ e 1 ml de reagente DTNB e o O.D foi registado a 412 nm dois minutos após a mistura. A concentração de GSH no tempo zero foi determinada da mesma forma, utilizando uma alíquota de uma amostra tratada de forma semelhante, mas contendo água em vez de H O$_{22}$.

$$\text{Atividade da GPx} = 10 \log Co/ C$$

Co = concentração de GSH no tempo zero.

C = concentração de GSH após um minuto de incubação.

Os valores foram expressos em Eu/gm de proteína ou Hb

3.7.3 Glutatião-S-Transferase

A atividade da glutationa-S-transferase (GST) no lisado de eritrócitos foi determinada pelo método de Habig *et al* (1974).

Reagentes:

Tampão de fosfato de potássio, 0,3 M, pH 6,5

GSH, 30 mM: 46 mg de glutatião reduzido foram dissolvidos em 5 ml de água destilada.

Solução de CDNB, 30 mM: 30 mg de 1-cloro-2,4 dinitrobenzeno em 5 ml de álcool etílico a 95%.

Procedimento:

Numa cuvete de 3 ml, foram adicionados 2,8 ml de tampão fosfato e 0,1 ml de solução de GSH. Adicionaram-se 20 µl de preparação enzimática/ homogeneizado de tecido e misturaram-se. Em seguida, adicionou-se 0,1 ml de solução de CDNB para iniciar a reação. O aumento da densidade ótica a 340 nm num espetrofotómetro foi registado durante 3 minutos, após um intervalo de 30 segundos (o aumento da absorvância deve ser inferior a 0,05/min). O coeficiente de extinção do conjugado CDNB a 340 nm é de 9,6/mM/cm.

A unidade de atividade enzimática é definida como a quantidade de enzima que catalisa a formação de 1 µmol de conjugado de GSH e CDNB por minuto.

3.7.4 Glutatião Redutase

O ensaio da glutatião redutase (GR) foi efectuado de acordo com o método descrito por Carlberg e Mannervik (1985).

Reagentes:

Tampão de fosfato de potássio, 0,2 M, pH 7,0, com EDTA 2 mM.

NADPH, 2 mM em Tris-HCl 10 mM, pH 7,0

GSSG, 20 mM em água: 62 mg de glutatião oxidado em 5 ml de água destilada.

Procedimento:

A uma cuvete de 3 ml, foram adicionados 2,6 ml de tampão fosfato, 0,15 ml de NADPH e 0,15 ml de GSSG. A reação foi iniciada pela adição de 0,1 ml de lisado de eritrócitos/homogeneizado de tecidos à cuvete e a diminuição da absorvância a 340 nm foi registada a intervalos de 30 segundos.

Uma unidade de atividade da glutationa redutase é definida como a quantidade de enzima que catalisa a oxidação de 1 μmol de NADPH / min utilizando 6,22 X 10^3 como coeficiente de extinção molar do NADPH.

3.7.5 Glucose-6-fosfato desidrogenase

A atividade da glucose-6-fosfato desidrogenase (G6PD) foi avaliada pelo método de Deutsch (1978). O ensaio baseia-se na capacidade desta enzima para catalisar a conversão de glicose-6-fosfato e $NADP^+$ em 6-fosfogluconolactona e NADPH.

Reagentes:

3,8 mM $NADP^+$

Tampão tris 0,5M (Ph 7,5)

Cloreto de magnésio 0,63M

33 mM glucose-6-fosfato

Procedimento:

Foram adicionados à cuvete 1,7 ml de água, 0,3 ml de $NADP^+$, tampão tris, cloreto de magnésio e glucose-6-fosfato. A reação foi iniciada pela adição de 0,1 ml de hemolisado/homogeneizado de tecidos e o aumento da DO resultante da redução do $NADP^+$ foi registado durante quatro minutos a 340 nm.

A atividade da glucose-6-fosfato desidrogenase foi calculada de acordo com a seguinte equação.

$$\text{Atividade da G6PD (U/l)} = 8095 \times \frac{\text{Alteração de DO}}{\text{Unidade de tempo}} \times \text{fator de diluição}$$

3.7.6 Peroxidação **lipídica**

A atividade da peroxidação lipídica foi determinada de acordo com o método descrito por Shafiq-u-Rehman (1984). A lesão peroxidativa da membrana nos eritrócitos foi determinada em termos de produção de MDA (malondialdeído), determinada por TBA (ácido tiobarbitúrico).

Reagentes:

1. Solução salina normal

2. Solução de ácido tricloroacético (TCA) a 10 por cento

3. Solução de ácido tiobarbitúrico (TBA) 0,67 por cento

Procedimento:

A 1 ml de homogenato de 33% de eritrócitos/tecido embalado, foi adicionado 1 ml de TCA a 10%. Após agitação em vórtice, a mistura foi centrifugada a 3000 rpm durante 10 minutos. O sobrenadante foi recolhido e o sedimento foi rejeitado. A 1 ml de sobrenadante, adicionou-se 1 ml de TBA a 0,67% e manteve-se num banho de água a ferver durante 10 minutos, tendo depois arrefecido e diluído com 1 ml de água destilada. O branco foi feito adicionando os reagentes, exceto os eritrócitos embalados, que foram substituídos por igual volume de água destilada. A absorvância foi lida a 535 nm.

Cálculo:

A quantidade de peroxidação lipídica foi expressa em nmol de MDA formado/ml de células compactadas. O coeficiente de extinção molar (CE) do complexo MDA-TBA a 535 nm é de $1,56 \times 10^8$ /M/cm.

Peroxidação lipídica (nmol MDA/ml) =

OD X Volume total da mistura de reação X 10^9 X 2 (tempo de incubação) EC Quantidade de amostra colhida

3.7.7 Superóxido Dismutase

A atividade da superóxido dismutase (SOD) no lisado de eritrócitos/homogeneizados de tecidos foi determinada pelo método de Marklund e Marklund (1974).

Reagentes:

Pirogalol, 0,6 mM: 76 mg de pirogalol em 100 ml de água são armazenados num frasco de cor castanha. Preparar esta solução de hora a hora.

EDTA, 6mM: 223 mg de sal dissódico de EDTA em 100 ml de água destilada.

Tampão Tris-HCl, 100 mM: 1,21 g de Tris em 80 ml de água destilada. Ajustar o pH a 8,2 com HCl 10 mM e completar o volume para 100 ml.

Procedimento:

Numa cuvete, foram adicionados 1,5 ml de tampão Tris-HCl 100 mM, 0,5 ml de EDTA 6 mM e 1 ml de solução de pirogalol 0,6 mM. A taxa de auto-oxidação do pirogalol foi registada como aumento da absorvância a 420 nm, a intervalos de 30 segundos durante 4 minutos. Para o ensaio, foi adicionada uma quantidade adequada de enzima e registou-se a inibição da oxidação do pirogalol. Uma unidade de atividade enzimática é definida como a quantidade de enzima que provoca uma inibição de 50% da auto-oxidação do pirogalol observada no ensaio em branco.

3.7.8 Ensaio da catalase

A atividade da catalase no lisado de eritrócitos/ homogenatos de tecidos foi determinada de acordo com o método descrito por Aebi (1983).

Reagentes:

Tampão fosfato, 50 mM, peróxido de hidrogénio pH 7,0

30 mM: 0,34 ml de $H\,O_{22}$ a 30% foram diluídos com tampão. A densidade ótica do $H\,O_{22}$ diluído a 240 nm deve ser de cerca de 1,5.

Preparar uma solução tamponada de $H\,O_{22}$ fresca.

Procedimento:

A 2 ml de tampão fosfato numa cuvete de quartzo, foram adicionados 20 µl de lisado de eritrócitos/homogeneizado de tecidos e bem misturados. A reação foi iniciada com a adição de 1 ml de 30 mM $H\,O_{22}$ e a diminuição da absorvância foi registada de 10 em 10 segundos durante 1 minuto a 240 nm num espetrofotómetro U.V. Os resultados foram expressos em µmol de $H\,O_{22}$ decomposto por minuto por mg de Hb/proteína, utilizando 36 como coeficiente de extinção molar de $H\,O_{22}$.

3.8 Avaliação do sémen para contagem de espermatozóides, viabilidade espermática e anomalias espermáticas

3.8.1 Contagem de espermatozóides

A contagem de espermatozóides foi determinada com a ajuda de um hemocitómetro. O fluido seminal foi introduzido numa pipeta padrão de diluição de glóbulos vermelhos até 0,5 marcas abaixo do bulbo e a extremidade da pipeta foi limpa. Foram retiradas pequenas bolhas de ar da pipeta e, em seguida, o líquido de diluição (eosina a 0,2%) foi enchido até à marca 101 (acima do bolbo). A pipeta foi agitada batendo com a palma da mão durante 2-3 minutos para assegurar uma mistura completa.

Deitou-se fora uma pequena gota deste líquido da haste da pipeta. Após a colocação de uma lamela sobre a área regulada do hemocitómetro, foi colocada uma gota sob a lamela. Deixar assentar os espermatozóides durante 2 minutos. A área carregada do hemocitómetro foi examinada com uma pequena ampliação até se conseguir focar o quadrado central. O foco foi mudado para alta potência (400X) e a contagem de espermatozóides foi feita através da contagem dos espermatozóides em cinco quadrados médios, por exemplo, superior direito, superior esquerdo, inferior direito, inferior esquerdo e os quadrados médios centrais em ambos os lados da câmara. O número total de espermatozóides em cinco quadrados foi contado e o número de espermatozóides foi calculado usando a seguinte fórmula $= X \times 10 \times 10^{6}$ espermatozóides / ml, onde X é o número de espermatozóides em cinco quadrados (Bearden e Fuquay 1997).

3.8.2 Viabilidade do esperma

Uma gota de líquido seminal contendo espermatozóides foi misturada com uma gota de Eosina/Nigrosina, mantida a 37° C durante 2 minutos; foram preparados esfregaços em lâminas de vidro limpas. As lâminas secas ao ar foram examinadas a 1000X para espermatozóides vivos (não corados) e mortos (cor-de-rosa). Cerca de 100 espermatozóides vivos e mortos foram contados em campos diferentes e a percentagem de espermatozóides vivos foi calculada (Bearden e Fuquay 1997).

3.8.3 Anomalias do esperma

Uma gota de fluido seminal contendo espermatozóides foi misturada com uma gota de corante Eosina/Nigrosina, misturada e incubada a 37° C e os esfregaços foram preparados em lâminas de vidro limpas. Cerca de 100 espermatozóides com morfologia normal, cabeça sem cauda, cauda sem cabeça, cauda enrolada, peça central dobrada/curvada, posição anormal da cabeça foram contados em diferentes campos e a percentagem de cada um foi calculada.

3.9 Histopatologia

Os testículos dos animais tratados e dos animais de controlo foram removidos por ressecção cirúrgica e fixados em formalina tamponada normal a 10%. Os tecidos foram processados pelo método da acetona-benzeno para obter blocos de parafina. Foram obtidas secções de parafina de 5 µm de espessura em lâminas de vidro limpas e revestidas com poli-Lisina (lâmina de carga positiva). As secções foram coradas com hematoxilina e eosina para avaliação histopatológica de rotina (Luna 1968).

3.10 Análise estatística

Os dados foram analisados por ANOVA de uma via. As diferenças entre as médias foram comparadas entre si e com o grupo de controlo com o teste de Duncan's Multiple Range (software SPSS® 16) com uma significância de $P < 0,05$ e $P < 0,01$ (Singh *et al* 1991).

CAPÍTULO IV

RESULTADOS E DISCUSSÃO

A experiência foi efectuada em ratos machos maduros que foram divididos em cinco grupos de 8 ratos cada. A enrofloxacina foi administrada por via oral a ratos nas doses de 20 e 80mg/kg, isoladamente e em combinação com níveis supranutricionais de selénio orgânico na ração, durante 21 dias consecutivos. Foram analisados vários parâmetros, nomeadamente sintomas, índices enzimáticos e não enzimáticos do estado antioxidante no sangue e no homogenato testicular e foi estudada a histopatologia dos testículos. Foram estimados os níveis de concentração plasmática de testosterona, enrofloxacina e ciprofloxacina. Vários relatórios recentes mostraram que as fluoroquinolonas induzem efeitos prejudiciais no sistema reprodutor masculino (Aral *et al* 2008), pelo que a presente investigação foi realizada para avaliar a toxicidade reprodutiva masculina da enrofloxacina em ratos `e a sua melhoria pelo selénio.

4.1 Níveis de enrofloxacina e ciprofloxacina no plasma de ratos

A concentração plasmática de enrofloxacina nos ratos após a administração do antimicrobiano na dose de 20 e 80 mg/kg de peso corporal foi de $0,32 \pm 0,13$ e $0,54 \pm 0,03$ µg/ml, respetivamente (Quadro 2). A concentração significativamente mais elevada nos ratos que receberam uma dose mais elevada estava de acordo com o esperado (Fig. 5). A concentração plasmática de enrofloxacina foi menor após a administração de enrofloxacina a 20 e 80 mg/kg de peso corporal a ratos alimentados com um nível supranutricional de selénio na dieta. A enrofloxacina não foi detectada no plasma dos animais de controlo. Foi observada uma tendência semelhante nos níveis de ciprofloxacina, um metabolito ativo da enrofloxacina, após a administração de enrofloxacina isolada ou em combinação com selénio (Fig. 6).

Grupo	Enrofloxacina (µg/ml)	Ciprofloxacina (µg/ml)
Controlo	ND	ND
Enrofloxacina 20mg/kg	0.32 ± 0.13^{ab}	0.08 ± 0.01^{a}
Enrofloxacina 80mg/kg	0.54 ± 0.03^{b}	0.15 ± 0.02^{b}
Selénio + enrofloxacina 20 mg/kg	0.18 ± 0.01^{a}	0.04 ± 0.01^{a}
Selénio + enrofloxacina 80 mg/kg	0.50 ± 0.09^{b}	0.12 ± 0.01^{b}

ND: Não detectado

O selénio foi administrado a níveis supranutricionais na alimentação

Os valores indicados representam a média ± E.S. de 8 animais

Os valores sem um sobrescrito comum numa dada coluna diferem significativamente entre si (p<0,05)

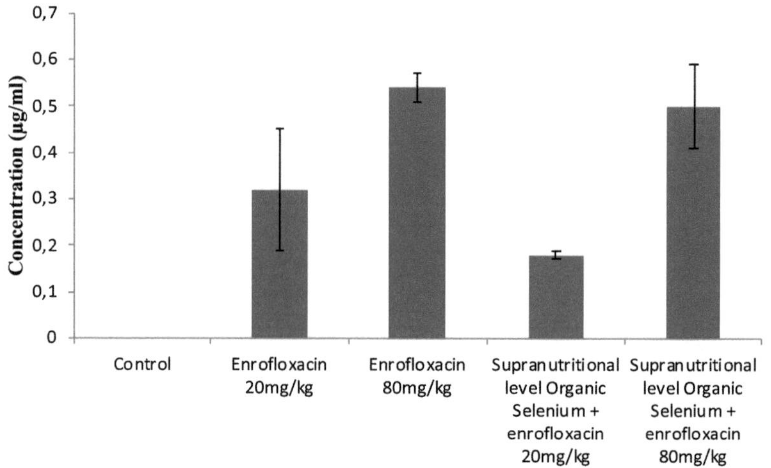

Fig 5: Concentração plasmática de enrofloxacina em ratos que receberam enrofloxacina isoladamente ou em combinação com selénio

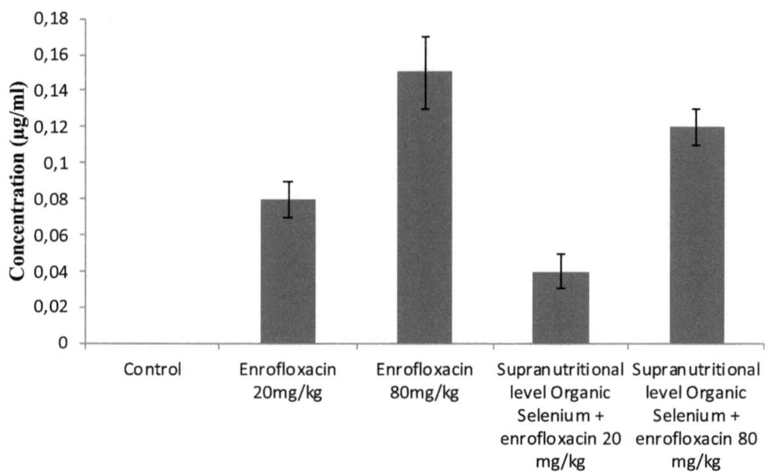

Fig. 6: Concentração plasmática de ciprofloxacina em ratos administrados com enrofloxacina isolada ou em combinação com selénio.

4.2 Sintomas tóxicos

A administração repetida de enrofloxacina em ambas as doses não produziu qualquer sinal aparente de toxicidade.

4.3 Peso corporal

O efeito dos vários tratamentos no peso corporal é apresentado na Tabela 3 e na Fig. 7. O peso corporal médio pré-tratamento dos ratos dos diferentes grupos situou-se entre $126,9 \pm 2,21$ e $129,2 \pm 1,89$ g. O peso corporal médio do grupo de controlo, dos ratos tratados com enrofloxacina em dose baixa e alta no final da experiência foi de $200,1 \pm 5,85$ g, $183,8 \pm 3,34$ g e $181,7 \pm 1,92$ g, respetivamente. Verificou-se uma redução significativa do peso corporal dos grupos tratados com enrofloxacina em comparação com um aumento não significativo do peso corporal na exposição concomitante à enrofloxacina e ao selénio. O peso corporal médio do grupo de ratos alimentados com selénio supranutricional na dieta e tratados por gavagem com enrofloxacina na dose de 20 e 80 mg/kg foi de $187,1 \pm 2,49$ g e $185,9 \pm 1,97$ g, respetivamente. A administração prolongada de fluoroquinolona está associada à perda de peso corporal em ratos. A administração de ofloxacina (216 mg/kg de peso corporal) durante 28 dias em ratos resultou em alterações significativas no peso corporal (El-Harouny *et al* 2010). A redução significativa no peso corporal do grupo de dose mais elevada em comparação com o grupo de controlo pode dever-se ao efeito tóxico geral ou ao nível reduzido de hormonas anabólicas (Cremades *et al* 2004).

4.4 Peso dos testículos

A administração repetida de enrofloxacina na dose de 20 e 80 mg /kg de peso corporal a ratos machos produziu uma redução dependente da dose no peso testicular, que foi de 1,19 ± 0,07 g e 1,15 ± 0,03 g, respetivamente, em comparação com 1,27 ± 0,02 g no grupo de controlo (Tabela 3, Fig.8). Após a administração de enrofloxacina (20 mg/kg e 80 mg/kg) a

Quadro 3: Efeito da enrofloxacina e da sua coadministração com selénio no peso corporal e no peso testicular dos ratos.

Grupo / Dias	Controlo	Enrofloxacina 20 mg/kg	Enrofloxacina 80 mg/kg	Selénio + enrofloxacina 20 mg/kg	Selénio + enrofloxacina 80 mg/kg
Peso corporal (g)					
0 dia	127.8 ± 2.23[a]	127.1 ± 1.52[a]	129.2 ± 1.89[a]	126.9 ± 2.21[a]	127.3 ± 1.67[a]
21 dias	200.1 ± 5.85[a]	183.8 ± 3.34[b]	181.7 ± 1.92[b]	187.1 ± 2.49[b]	185.9 ± 1.97[b]
Peso médio dos testículos (g)					
21 dias	1.27 ± 0.02[a]	1.19 ± 0.07[a]	1.15 ± 0.03[a]	1.26 ± 0.06[a]	1.21 ± 0.03[a]

O selénio foi administrado a níveis supranutricionais na alimentação
Os valores indicados representam a média ± E.S. de 8 animais
Os valores sem um sobrescrito comum numa dada linha diferem significativamente entre si (p<0,05)

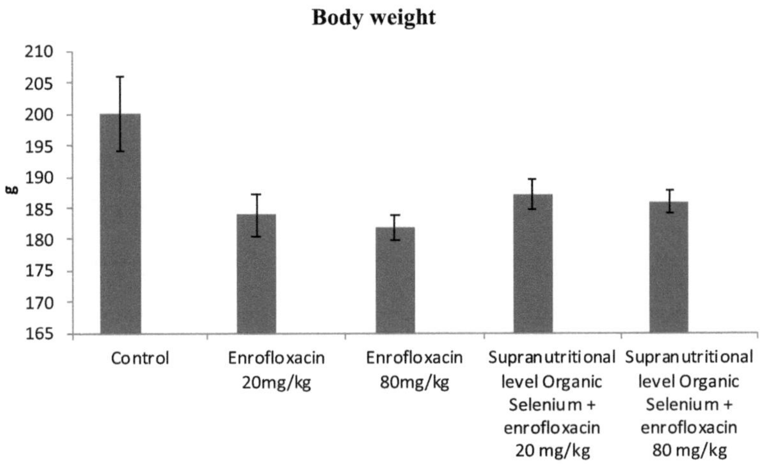

Fig. 7: Efeito da enrofloxacina e do selénio e da sua coadministração no peso corporal dos ratos

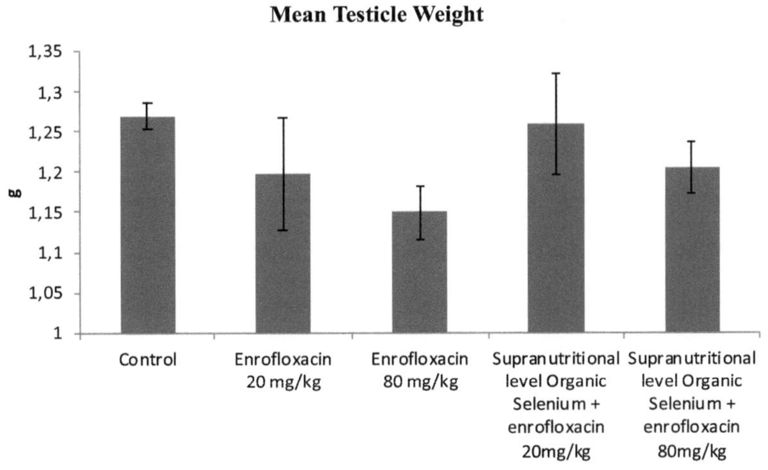

Fig. 8: Efeito da enrofloxacina e do selénio e da sua coadministração no peso testicular médio dos ratos

Nos ratos alimentados com um nível supranutricional de selénio na dieta, a redução do peso testicular foi menor em comparação com os ratos tratados apenas com enrofloxacina.

Num estudo semelhante, El-Harouny *et al* (2010) registaram uma redução significativa do peso testicular em ratos tratados com ofloxacina.

O peso normal dos testículos varia modestamente numa dada espécie de ensaio (Schwetz *et al*. 1980, Blazak *et al*. 1985), o que sugere que o peso absoluto dos testículos pode ser um indicador preciso da lesão gonadal. O peso dos testículos depende basicamente da massa de células espermatogénicas diferenciadas e esta redução do peso dos testículos pode dever-se à diminuição do número de células germinativas, à inibição da espermatogénese e à atividade das enzimas esteroidogénicas (Takahashi e Oishi 2001, Oda *et al* 2011).O bloqueio dos ductos eferentes pelas células desprendidas do epitélio germinativo ou do próprio ducto eferente também pode levar ao aumento do peso testicular devido à acumulação de fluido (Hess *et al* 1993, Nakai *et al* 1993). Assim, tanto o aumento como a diminuição do peso testicular sugerem danos nos testículos.

4.5 Níveis de testosterona

Os níveis de testosterona em diferentes grupos de tratamento de ratos são apresentados na Tabela 4 e na Fig. 9. Os níveis de testosterona foram significativamente reduzidos nos ratos tratados com enrofloxacina e o efeito foi dependente da dose. Os níveis de testosterona nos grupos de controlo, baixo e alto nível de enrofloxacina foram de 5,37 ± 0,39, 5,85 ± 0,19 e 3,59 ± 0,18 ng/ml, respetivamente. A administração de um nível supra-nutricional de Se na dieta de ratos tratados com enrofloxacina resultou numa restauração parcial dos níveis de testosterona, que foram de 5,94 ± 0,16 e 4,49 ± 0,32 ng/ml em ratos administrados com enrofloxacina à taxa de 20 e 80 mg/kg de peso corporal, respetivamente, juntamente com selénio. Verificou-se uma melhoria significativa nos níveis do grupo de dose elevada suplementado com Se

Tabela 4: Níveis plasmáticos de testosterona em ratos após diferentes tratamentos

Grupo	Testosterona (ng/ml)
Controlo	5.37 ± 0.39^a
Enrofloxacina 20 mg/kg	5.85 ± 0.19^a
Enrofloxacina 80 mg/kg	3.59 ± 0.18^c
Selénio + enrofloxacina 20 mg/kg	5.94 ± 0.16^a
Selénio + enrofloxacina 80 mg/kg	4.49 ± 0.32^b

O selénio foi administrado a níveis supranutricionais na alimentação

Os valores indicados representam a média ± E.S. de 8 animais

Os valores sem um sobrescrito comum numa dada coluna diferem significativamente entre si (p<0,05)

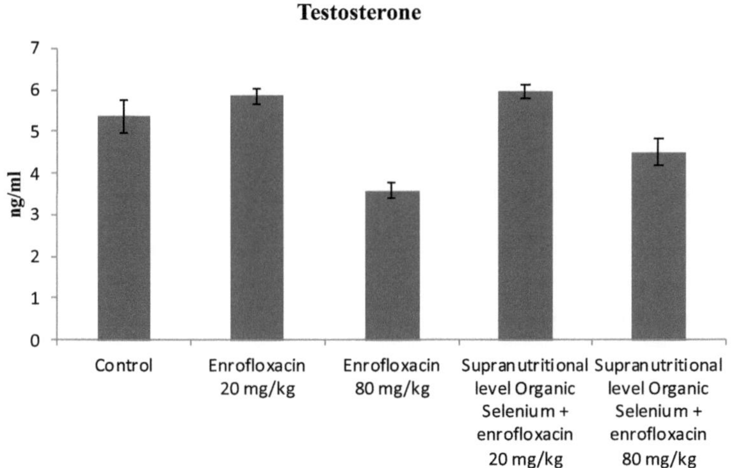

Fig. 9: Efeito da enrofloxacina e da sua coadministração com selénio no nível de testosterona dos ratos

em comparação com o grupo tratado apenas com enrofloxacina. De acordo com os resultados da presente investigação, Zobeiri *et al* (2013) registaram um declínio significativo nos níveis de testosterona em ratinhos tratados com ciprofloxacina, enquanto

Khaki *et al* (2009) e El-Harouny *et al* (2010) registaram resultados semelhantes em ratos tratados com ofloxacina.

A bioatividade fisiológica das células de Sertoli é controlada pelas células de Leydig através da síntese de testosterona (Shan *et al* 1995, Sarkar *et al* 2000). A degeneração das células de Leydig após a administração de ciprofloxacina resultou numa redução significativa dos níveis de testosterona (Zobeiri *et al* 2013). O declínio do nível de testosterona no presente estudo pode resultar do efeito tóxico direto sobre as células de Leydig intersticiais secundário à redução do zinco, devido à quelação, que é essencial para a espermatogénese testicular normal (Stahlmann e Lode 1999, El-Harouny *et al* 2010).

4.6 Efeito da toxicose subaguda por enrofloxacina no estado antioxidante em ratos

O efeito dos diferentes tratamentos no estado antioxidante foi avaliado no sangue e nos homogenatos testiculares através da análise de parâmetros enzimáticos e não enzimáticos. O efeito da enrofloxacina e da combinação de enrofloxacina com selénio nos parâmetros enzimáticos e não enzimáticos é apresentado nos quadros 5 e 6.

4.6.1 Glutatião no sangue

O efeito de vários tratamentos nos níveis de glutatião no sangue está representado na Fig. 10. A enrofloxacina produziu um declínio dependente da dose nos níveis de glutatião no sangue, que foram significativamente mais baixos no grupo de dose mais elevada. Os níveis de glutatião no sangue nos grupos de controlo, de dose baixa e de dose elevada foram de 447,6 ± 14,2, 438,8 ± 7,69 e 340,3 ± 17,6 µmol/ml, respetivamente. A administração de enrofloxacina a 20 e 80 mg/kg de peso corporal a ratos alimentados com

Quadro 5: Efeito da enrofloxacina e da sua coadministração com selénio no glutatião sanguíneo e nas enzimas relacionadas no sangue de ratos

Parâmetro Grupo	GSH (μmol/ml)	GPx (UE/g Hb)	GST (μmol conjugado de CDNB e GSH/min/g Hb)	GR (UE/mg Hb)	G-6-PD (UE/mg Hb)
Controlo	447.6 ± 14.2[a]	0.84 ± 0.09[a]	226.4 ± 8.62[a]	16.7 ± 0.92[a]	1620.7 ± 212.8[a]
Enrofloxacina 20 mg/kg	438.8 ± 7.69[a]	0.73 ± 0.09[ab]	172.8 ± 3.76[b]	15.0 ± 0.90[ab]	1695.3 ± 119.1[a]
Enrofloxacina 80 mg/kg	340.3 ± 17.6[b]	0.40 ± 0.16[b]	105.0 ± 6.67[c]	12.1 ± 1.47[b]	2183.4 ± 96.7[b]
Selénio + enrofloxacina 20 mg/kg	441.1 ± 34.8[a]	0.76 ± 0.14[ab]	180.8 ± 26.3[ab]	16.5 ± 1.39[a]	1649.1 ± 96.6[a]
Selénio + enrofloxacina 80 mg/kg	405.2 ± 22.9[a]	0.69 ± 0.06[ab]	168.8 ± 18.6[b]	15.6 ± 0.71[a]	1820.9 ± 120.5[a]

O selénio foi administrado a níveis supranutricionais na alimentação

Os valores indicados representam a média ± E.S. de 8 animais

Os valores sem um sobrescrito comum numa dada coluna diferem significativamente entre si (p<0,05)

com um nível supranutricional de selénio resultou num declínio do nível de glutatião no sangue, mas a

A extensão foi menor e o nível de GSH no sangue foi de 441,1 ± 34,8 e 405,2 ± 22,9 μmol/ml em ratos administrados com enrofloxacina na dose de 20 e 80 mg/kg de peso corporal, respetivamente.

O glutatião é um tripeptídeo de ácido glutâmico, cisteína e glicina que se encontra numa concentração de aproximadamente 2 mM nos glóbulos vermelhos (Beutler 1989). As suas propriedades antioxidantes estão ligadas ao grupo tiol na sua porção de cisteína, que é um agente redutor e pode ser reversivelmente oxidado e reduzido. O grupo sulfidrilo

(-SH) altamente reativo, tal como outros tióis, actua de forma não enzimática para contrariar os danos oxidativos como aceitador de radicais livres. A sua importância na defesa antioxidante, no metabolismo dos xenobióticos e dos eicosanóides e na regulação do ciclo celular e da expressão genética está bem estabelecida (Katoh *et al* 1991, Freeman *et al* 1993, Bergelson *et al* 1994 e Galter *et al* 1994). Além disso, a GSH também se liga à hemina livre, reduzindo assim o seu potencial de lesão das membranas (Shviro e Shaklai 1987). Para avaliar a presença ou a extensão do stress oxidativo, a determinação do estado do glutatião é considerada um bom indicador (Asensi *et al* 1999 e Folbergrova *et al* 1979). O aumento da extensão da peroxidação lipídica em ratos tratados com enrofloxacina é indicativo de stress oxidativo, o que é ainda mais substanciado pela diminuição dos níveis de glutatião no sangue em ratos tratados. O declínio dos níveis de glutatião no presente estudo pode dever-se a uma maior utilização deste antioxidante intracelular pela GPx ou pela GST. Além disso, o declínio do nível de GSH pode dever-se à inibição da síntese de GSH ou ao aumento da utilização de GSH para desintoxicação de radicais livres induzidos por tóxicos (Singh *et al* 2001).

4.6.2 Glutatião peroxidase

A atividade da glutationa peroxidase foi significativamente afetada pela administração de enrofloxacina em ratos e foi de 0,84 ± 0,09, 0,73 ± 0,09 e 0,40 ± 0,16 EU/g Hb nos grupos de controlo, de baixa e de alta dose de enrofloxacina, respetivamente. Verificou-se um declínio significativo da atividade nos ratos tratados com enrofloxacina (Fig. 11). No entanto, a atividade da GPx eritrocítica não foi significativamente alterada após a administração de enrofloxacina em ratos alimentados com um nível supranutricional de selénio na dieta e a atividade da GPx eritrocítica foi de 0,76 ± 0,14 e

0,69 ± 0,06 EU/g Hb, respetivamente no grupo de baixa e alta dose de enrofloxacina, respetivamente.

A glutationa peroxidase, uma glicoproteína tetramérica contendo selénio presente nos eritrócitos dos mamíferos, ajuda a prevenir a peroxidação lipídica das membranas celulares. A glutationa peroxidase reduz os hidroperóxidos lipídicos aos álcoois correspondentes e o peróxido de hidrogénio livre à água (Flohe 1999). A glutationa peroxidase (GPx) dependente do selénio desempenha um importante papel protetor na apoptose induzida pelo stress oxidativo. Sugere-se que os polimorfismos genéticos nas enzimas glutationa peroxidase e as suas expressões alteradas estejam associados a danos oxidativos no ADN e ao risco subsequente de suscetibilidade individual ao cancro (Khan *et al* 2009). Existem pelo menos quatro isoenzimas diferentes da glutationa peroxidase em animais (Flohe 1999). A mais abundante é a glutationa peroxidase 1, um eliminador muito eficiente do peróxido de hidrogénio, enquanto a glutationa peroxidase 4 é mais ativa com os hidroperóxidos lipídicos. O metabolismo dos resíduos de enrofloxacina gera radicais livres e contribui para um aumento do stress oxidativo, promovendo a inibição de enzimas celulares pela redução da glutationa peroxidase (GPx) e da CAT

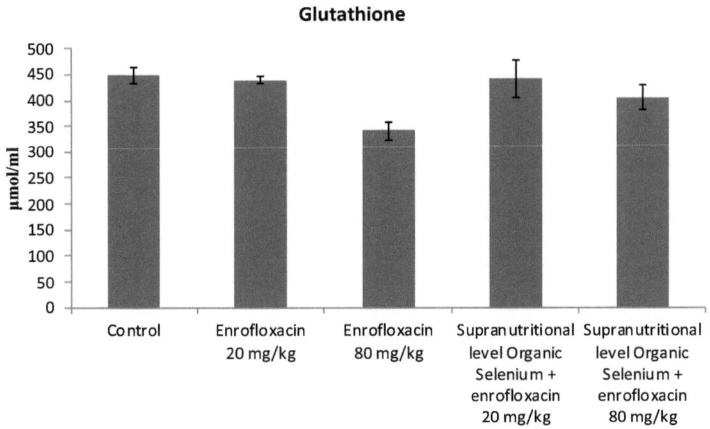

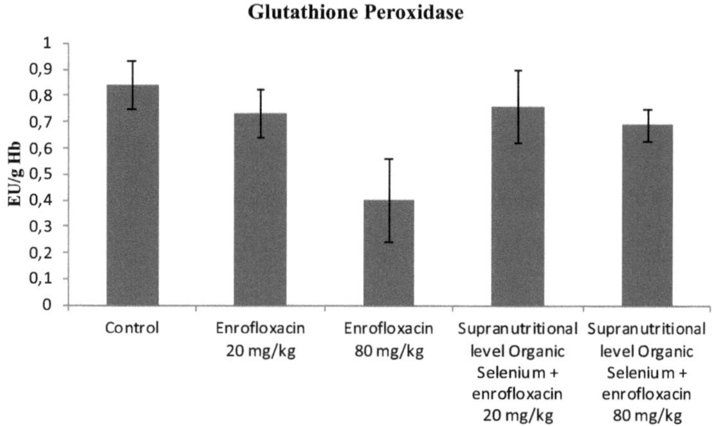

Fig. 11: **Efeito da enrofloxacina e da sua coadministração com selénio na GPx no sangue de ratos**

actividades (Yazar e Tras 2001, Carreras et al 2005). Estas conclusões corroboram os resultados do presente inquérito.

4.6.3 Glutatião-S-transferase

A alteração da atividade da glutationa-S-transferase eritrocitária durante o período de tratamento é apresentada no Quadro 5 e na Fig. 12. A atividade eritrocitária da glutationa-S-transferase foi de 226,4 ± 8,62 µmol conjugado de /min/g Hb nos ratos de controlo, ao passo que diminuiu significativamente nos ratos tratados com 20 mg/kg e 80 mg/kg de enrofloxacina e foi de 172,8 ± 3,76 e 105,0 ± 6,67 µmol conjugado de CDNB e GSH /min/g Hb, respetivamente. O nível supranutricional de selénio na dieta e a administração concomitante de enrofloxacina na dose de 20 e 80 mg/kg durante 21 dias resultou na restauração parcial da atividade enzimática da GST em comparação com a atividade em ratos tratados apenas com enrofloxacina.

A GST é uma enzima que participa no processo de desintoxicação, facilitando a reação de conjugação entre a GSH e os xenobióticos (Adang *et al.*, 1990). Desempenha um papel fundamental na proteção contra electrófilos e produtos do stress oxidativo (Hayes e Pulford 1995). Representa uma família ubíqua e diversificada de isoenzimas que se sugeriu participarem na biotransformação, incluindo a desintoxicação de xenobióticos, a ligação de ligandos, o transporte, bem como a síntese e modificação de prostaglandinas, leucotrienos e esteróides (Mannervick 1987). Está presente tanto em eucariotas como em procariotas e catalisa uma variedade de reacções e aceita substratos endógenos e xenobióticos (Udomsinprasert *et al* 2005, Allocati *et al* 2009). A GST catalisa a conjugação de glutatião reduzido através de um grupo sulfidrilo com centros electrofílicos numa grande variedade de substratos (Douglas 1987), o que desintoxica compostos endógenos como lípidos peroxidados (Leaver e George 1998) e também resulta na degradação de xenobióticos.

4.6.4 Glutatião redutase

A Tabela 5 e a Fig. 13 representam os dados sobre as actividades da glutatião redutase eritrocitária de diferentes grupos de ratos. A atividade da enzima glutatião redutase foi significativamente reduzida nos ratos tratados com 80 mg/kg de enrofloxacina e foi de 12,1 ± 1,47 EU/mg Hb em comparação com 16,7 ± 0,92 EU/mg Hb nos ratos de controlo. A atividade do grupo tratado com 20 mg/kg de enrofloxacina e do grupo co-administrado com selénio supranutricional e enrofloxacina nas doses de 20 mg/kg e 80 mg/kg não mostrou diferenças significativas em relação ao grupo de controlo e os níveis foram de 15,0 ± 0,90, 16,5 ± 1,39, 15,6 ± 0,71 EU/mg Hb, respetivamente.

A glutatião redutase (GR) desempenha um papel fundamental no mecanismo de defesa das células contra os metabolitos reactivos do oxigénio, mantendo o estado reduzido do glutatião, um importante antioxidante. A atividade da glutatião redutase é considerada um indicador importante do stress oxidativo. A GR é essencial para a redução do dissulfureto de glutatião (GSSG) para a forma reduzida de glutatião (GSH), que é necessária para a proteção das células contra o stress oxidativo (Tekman *et al.*, 2008). É necessária uma molécula de NADPH para reduzir o GSSG a GSH e, por cada GSSG e NADPH, ganham-se duas moléculas de GSH reduzidas, que podem atuar novamente como antioxidantes, eliminando espécies reactivas de oxigénio na célula. Foi relatado que a sua atividade mantém um rácio GSH/GSSG elevado nos glóbulos vermelhos normais. Células como os eritrócitos, quando expostas a níveis elevados de stress oxidativo, até 10% da glucose

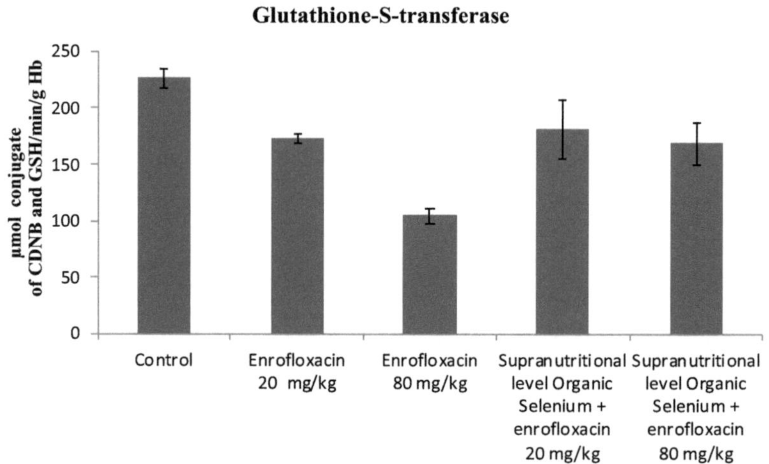

Fig. 12: Efeito da enrofloxacina e da sua coadministração com selénio na GST no sangue de ratos

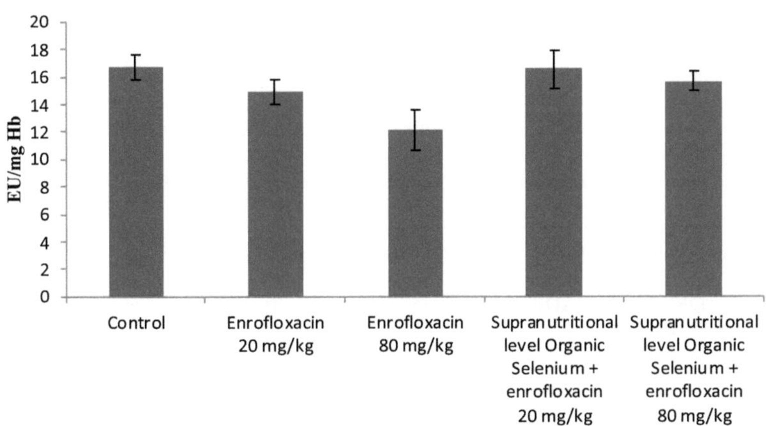

Fig. 13: Efeito da enrofloxacina e da sua coadministração com selénio na GR no sangue de ratos

O consumo de NADPH pode ser direcionado para a via das pentoses fosfato (PPP) para a produção do NADPH necessário para esta reação e, se a PPP não for funcional, o stress oxidativo nas células conduz à lise celular e à anemia (Champe *et al.*, 2008).

4.6.5 Glucose -6-fosfato desidrogenase

A atividade da G-6-PD foi de 1620,7 ± 212,8 EU/mg Hb nos ratos de controlo, tendo aumentado significativamente para 2183,4 ± 96,7 EU/mg Hb no grupo tratado com 80 mg/kg de enrofloxacina (Quadro 5, Fig. 14). A administração de um nível supranutricional de selénio na dieta e a administração concomitante de enrofloxacina a ratos resultou no restabelecimento parcial da atividade eritrocitária da G-6-PD.

A glucose-6-fosfato desidrogenase é a primeira enzima da via das pentoses-fosfato (Beydemir *et al.*, 2003). A produção de NADPH e ribose-5-fosfato, que são essenciais para a biossíntese redutora e a síntese de ácidos nucleicos, é a principal função fisiológica da PPP. O NADPH também participa na proteção da membrana celular e na desintoxicação de xenobióticos através do sistema glutationa-redutase-peroxidase e das oxidases de função mista (Barroso *et al* 1999 e Diez-Fernandez *et al* 1996). O papel principal do NADPH nos eritrócitos é a regeneração do glutatião reduzido, que evita a desnaturação da hemoglobina, preserva a integridade dos grupos sulfidrilo da membrana celular eritrocítica, desintoxica os peróxidos de hidrogénio e os radicais de oxigénio no interior e à superfície dos glóbulos vermelhos (Weksler *et al* 1990).

A produção de GSH, que é importante no mecanismo de defesa antioxidante, requer NADPH. Este NADPH tem de ser sintetizado na via metabólica das pentoses fosfato, na qual participam a G6PD e a 6-fosfogluconato desidrogenase (6-PGD). Por este motivo, a G6PD e a 6-PGD foram consideradas como enzimas antioxidantes (Reiter 1997).

4.6.6 Peroxidação lipídica

A extensão da peroxidação lipídica em ratos de controlo foi de $2,74 \pm 0,16$ nmol MDA produzido/g Hb/h em (Tabela 6 e Fig. 15). A administração de enrofloxacina a ratos resultou num aumento significativo da extensão da peroxidação lipídica. Os ratos tratados com 20 mg/kg e 80 mg/kg de enrofloxacina apresentaram um aumento significativo da peroxidação lipídica, que foi de $3,47 \pm 0,16$ e $4,29 \pm 0,29$ nmol MDA produzido/g Hb/h, respetivamente. Nos ratos alimentados com níveis supra nutricionais de Se na dieta e aos quais foi administrada enrofloxacina a 20 e 80 mg/kg de peso corporal, a extensão da peroxidação lipídica foi menor em comparação com a enrofloxacina isolada e foi de $3,19 \pm 0,22$ e $3,51 \pm 0,15$ nmol MDA produzido/g Hb/h, respetivamente.

A peroxidação lipídica manifesta-se por um excesso de lípidos nas membranas, perturbação da disposição da bicamada, diminuição da fluidez das membranas, aumento da permeabilidade das membranas e modificação das proteínas ligadas às membranas

(Halliwell e Gutteridge 1989). Estes estados de peroxidação celular indicam a oxidação dos lípidos e de outras biomoléculas (Gebicki *et al* 2000, Spickett *et al* 2000). A peroxidação lipídica foi considerada como um dos melhores parâmetros indicativos do nível de danos biológicos sistémicos induzidos por ROS (Georgieva *et al* 2005). A determinação da extensão da peroxidação lipídica reflecte indiretamente o grau em que as membranas celulares são atacadas por radicais livres.

As fluoroquinolonas produzem espécies reactivas de oxigénio (ROS) (Ibrahim e Yarsan 2011) e a formação de radicais livres tem sido implicada na indução de fluoroquinolonas

Quadro 6: Efeito da enrofloxacina e da sua coadministração com selénio nos parâmetros do estado antioxidante no sangue de ratos

Parâmetro \ Grupo	LPO (nmol MDA produzido/g Hb/h)	SOD (EU/g Hb)	CATALASE (μmol H O$_{22}$ decomposto /min/g Hb)
Controlo	2.74 ± 0.16^a	0.21 ± 0.01^a	424.1 ± 21.3^a
Enrofloxacina 20 mg/kg	3.47 ± 0.16^b	0.18 ± 0.01^{bc}	297.5 ± 16.3^b
Enrofloxacina 80 mg/kg	4.29 ± 0.29^c	0.16 ± 0.01^c	238.7 ± 11.4^c
Selénio + enrofloxacina 20 mg/kg	3.19 ± 0.22^{ab}	0.22 ± 0.01^a	419.4 ± 12.7^a
Selénio + enrofloxacina 80 mg/kg	3.51 ± 0.15^b	0.19 ± 0.01^{ab}	402.7 ± 15.8^a

O selénio foi administrado a níveis supranutricionais na alimentação

Os valores indicados representam a média $\pm$ E.S. de 8 animais

Os valores sem um sobrescrito comum numa dada coluna diferem significativamente entre si ($p<0,05$)

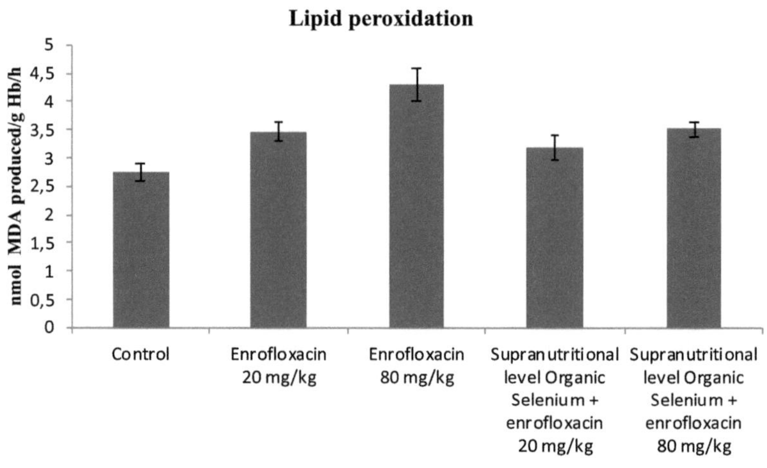

Fig. 14: Efeito da enrofloxacina e da sua coadministração com selénio na G-6-PD no sangue de ratos.

Fig. 15: Efeito da enrofloxacina e da sua coadministração com selénio na LPO no sangue de ratos

defeitos da cartilagem e fototoxicidade (Hayem *et al* 1994, Wagai e Tawara 1991, 1992).

Foi referido que as fluoroquinolonas têm um potencial redox baixo e, por conseguinte, são incapazes de ser reduzidas no sistema biológico (Thomas *et al* 1990). Ibrahim e

Yarsan (2011) registaram uma concentração plasmática elevada de MDA após a administração de enrofloxacina. Este facto foi atribuído ao aumento da produção de ROS e à redução do sistema de defesa antioxidante, resultando na peroxidação lipídica (Sarban *et al* 2005). Do mesmo modo, Alicia *et al* (2002) registaram um aumento dos níveis de MDA no plasma associado à administração de ciprofloxacina, indicado pelo aparecimento de hidroperóxidos lipídicos (LOOH) (mediador oxidativo da peroxidação). Rampal *et al* (2008) também registaram um aumento na extensão da peroxidação lipídica em coelhos tratados com ofloxacina. Assim, o aumento da peroxidação lipídica pode dever-se à formação de radicais livres induzida pela enrofloxacina. Foi relatado que o pré-tratamento com sequestradores de espécies reactivas de oxigénio (ROS) previne a fototoxicidade induzida pela fluoroquinolona (Shimoda *et al.*, 2000).

A suplementação com antioxidantes como o selénio melhora o estado antioxidante testicular (Shi *et al* 2010). Estes resultados implicam o envolvimento de espécies reactivas de oxigénio (ROS) no mecanismo de toxicidade testicular induzida por quinolonas. Estes resultados corroboram os resultados da presente investigação, em que se verificou um aumento da peroxidação lipídica. Os resultados da presente investigação revelaram um desequilíbrio entre oxidantes e antioxidantes, como evidenciado pelo aumento significativo da peroxidação lipídica. Verificou-se um declínio simultâneo na concentração de glutatião. A atividade da enzima antioxidante chave também foi significativamente reduzida, o que resultou em stress oxidativo, como evidenciado pelo aumento da extensão da peroxidação lipídica.

4.6.7 Superóxido Dismutase

A atividade eritrocitária da superóxido dismutase (SOD) no grupo de controlo foi de $0,21 \pm 0,01$ EU/g Hb (Quadro 6, Fig. 16). A atividade da SOD diminuiu significativamente para $0,18 \pm 0,01$ e $0,16 \pm 0,01$ EU/g Hb nos grupos de 20 mg/kg e 80 mg/kg de enrofloxacina, respetivamente. No entanto, a administração de enrofloxacina com alimentação de um nível supra-nutricional de Se na ração resultou na restauração da atividade da SOD. A atividade da SOD foi de $0,22 \pm 0,01$ e $0,19 \pm 0,01$ UE/g Hb em ratos alimentados com níveis supra-nutricionais de Se na dieta e aos quais foi administrada enrofloxacina a 20 e 80 mg/kg de peso corporal, respetivamente.

As superóxido dismutases (SOD) pertencem a uma classe de enzimas estreitamente relacionadas que catalisam a decomposição do anião superóxido em oxigénio e peróxido de hidrogénio (Zelko *et al* 2002) e estão presentes em quase todas as células aeróbias e em fluidos extracelulares (Johnson e Giulivi 2005). Contêm iões metálicos como cofactores, que podem ser cobre, zinco, manganês ou ferro, dependendo da isozima. A superóxido dismutase decompõe os iões superóxido, conduzindo à formação de peróxido de hidrogénio ($H O_{22}$), que é depois ativado pela catalase (Mates *et al* 1999) ou reduzido por um mecanismo dependente da GSH catalisado pela GPx. Uma baixa atividade da catalase e da GPx pode provocar a acumulação de $H O_{22}$ no organismo e lesões oxidantes devido à produção acelerada de $H O_{22}$ (Scott *et al* 1989). No estudo de Ibrahim e Yarsan (2011), os pintos administrados com enrofloxacina apresentaram uma diminuição da atividade da SOD e uma redução significativa após a administração de enrofloxacina durante 15 e 30 dias. Estas conclusões corroboram os resultados do presente estudo. Os medicamentos danafloxacina e enrofloxacina podem afetar diretamente a atividade da SOD e da GPx ou podem produzir ROS e afetar indiretamente as actividades da SOD e da GPx (McCord 1983, Yazar e Tras 2001). As alterações no nível de atividade da SOD nos grupos tratados com enrofloxacina devem-se provavelmente a produção acrescida de ROS em resultado da dose elevada de enrofloxacina (Ibrahim e Yarsan 2011).

4.6.8 Catalase

A atividade da catalase eritrocitária no grupo de controlo foi de $424,1 \pm 21,3$ µmol H O_{22} decomposto /min/g Hb, ao passo que nos ratos tratados apenas com enrofloxacina foi significativamente reduzida para $297,5 \pm 16,3$ e $238,7 \pm 11,4$ µmol H O_{22} decomposto /min/g Hb em ratos tratados com 20 e 80 mg/kg de enrofloxacina, respetivamente (Fig. 17). No entanto, os ratos tratados com enrofloxacina e alimentados com uma dieta que continha níveis supranutricionais de Se resultaram num restabelecimento da atividade da catalase, que foi de $419,4 \pm 12,7$ e $402,7 \pm 15,8$ µmol H O_{22} decomposto /min/g Hb em ratos alimentados com níveis supranutricionais de Se na dieta e administrados a doses baixas e elevadas de enrofloxacina, respetivamente.

A catalase desempenha um papel importante na adaptação das células ao stress oxidativo (Mates *et al* 1999), actuando como enzima antioxidante ao desintoxicar as ROS/H O_{22} (Mates 2000). Considera-se que tem uma importância igual (Gaetani *et al* 1994) ou superior à da GPx na defesa dos glóbulos vermelhos humanos contra as reacções geradoras de H O_{22} (Scott *et al* 1993). A presença de catalase nos eritrócitos ajuda a proteger as células somáticas expostas a níveis elevados de H O_{22} durante a inflamação ativa (Agar *et al* 1986). O metabolismo dos resíduos de enrofloxacina gera radicais livres que contribuem para um aumento do stress oxidativo e promovem a inibição das enzimas celulares através da redução das actividades da glutationa peroxidase (GPx) e da CAT (Carreras *et al* 2005, Yazar e Tras, 2001). Fatma (2005) registou uma diminuição da atividade da CAT em frangos tratados com enrofloxacina, o que está de acordo com os resultados do presente estudo. No entanto, em contraste, a atividade da catalase não mostrou alterações significativas entre todos os grupos estudados (Ibrahim e Yarsan

2011) e não

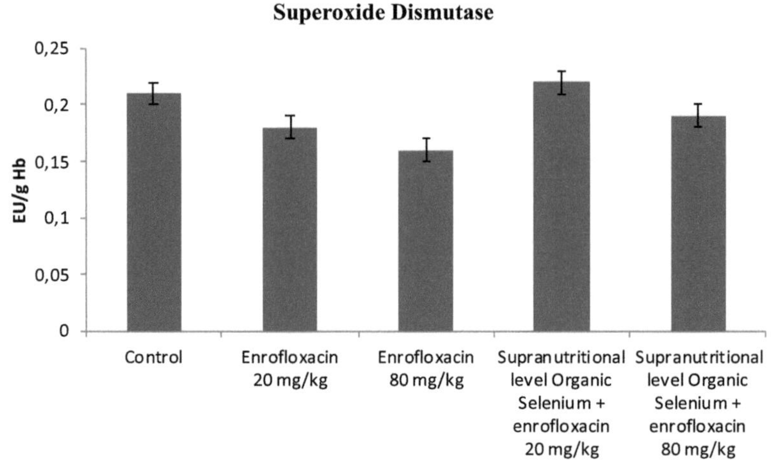

Fig. 16: **Efeito da enrofloxacina e da sua coadministração com selénio na SOD no sangue de ratos**

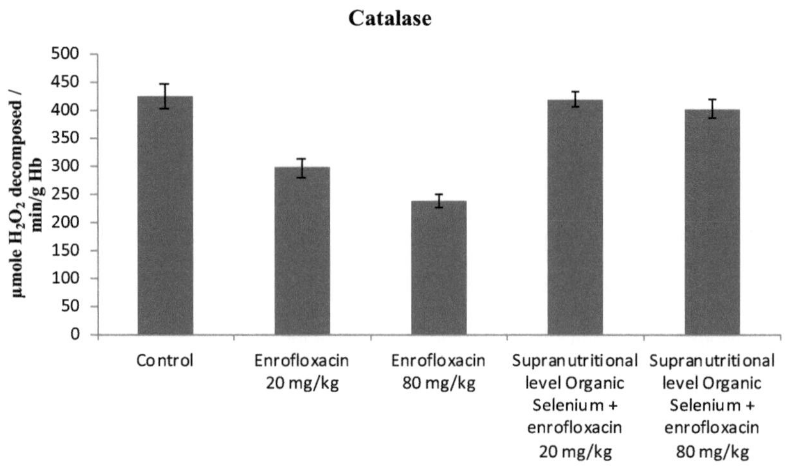

Fig. 17: Efeito da enrofloxacina e da sua coadministração com selénio na catalase no sangue de ratos

Foi observada uma alteração significativa na atividade da CAT quando as células de fibroblastos foram incubadas com ciprofloxacina (Gurbay *et al* 2002).

4.7 Efeito da toxicose subaguda por enrofloxacina no estado antioxidante do tecido dos testículos de ratos

O efeito da enrofloxacina e da sua coadministração com selénio em vários índices do estado antioxidante em homogenatos testiculares de ratos é apresentado no Quadro 7.

4.7.1 Superóxido dismutase

A atividade da SOD no grupo de controlo foi de $1,23 \pm 0,04$ EU/g de proteína (Quadro 7 e Fig. 18). A administração de enrofloxacina (80 mg/kg de peso corporal) resultou numa diminuição significativa da atividade da SOD, que foi de $0,67 \pm 0,06$ UE/g de proteína. A administração de enroloxacina a ratos alimentados com um nível supranutricional de selénio na dieta resultou numa diminuição da atividade da SOD, mas em menor grau do que nos ratos tratados apenas com enrofloxacina. A atividade da SOD para os grupos alimentados com selénio supranutricional e administrados com enrofloxacina 20 e 80 mg/kg de peso corporal foi de $1,15 \pm 0,06$ e $0,85 \pm 0,04$ EU/g de proteína, respetivamente.

4.7.2 Catalase

A atividade da catalase nos ratos de controlo foi de $29,9 \pm 1,17$ μmol de H_2O_2 decomposto/min/g de proteína (Fig. 19). O tratamento com enrofloxacina numa dose de 80 mg/kg de peso corporal resultou numa diminuição significativa da atividade da catalase, que foi de $22,3 \pm 0,45$ μmol de H_2O_2 decomposto/min/g de proteína. A administração de um nível supra-nutricional de Se na dieta com a administração concomitante de enrofloxacina a uma dose de 80 mg/kg de peso corporal produziu um aumento significativo da atividade da catalase, que foi de 27,03 ± 0,89 µmol de H O_{22}

decomposto/min/g de proteína.

Quadro 7: Efeito da enrofloxacina e da sua coadministração com selénio nos parâmetros do estado antioxidante no tecido testicular de ratos

Parâmetro / Grupo	SOD (UE/g de proteína)	CATALASE (µmol H O_{22} decomposto /min/g proteína)	GPx (UE/g de proteína)	LPO (nmol MDA /g proteína/h)
Controlo	1.23 ± 0.04[a]	29.9 ± 1.17[a]	15.3 ± 0.84[a]	1.36 ± 0.15[a]
Enrofloxacina 20 mg/kg	1.11 ± 0.07[a]	30.8 ± 1.09[a]	12.8 ± 4.54[ab]	2.24 ± 0.22[b]
Enrofloxacina 80 mg/kg	0.67 ± 0.06[c]	22.3 ± 0.45[c]	10.3 ± 2.58[b]	3.54 ± 0.31[c]
Selénio + enrofloxacina 20 mg/kg	1.15 ± 0.06[a]	31.5 ± 0.43[a]	14.5 ± 3.41[a]	2.09 ± 0.31[b]
Selénio + enrofloxacina 80 mg/kg	0.85 ± 0.04[b]	27.03 ± 0.89[b]	13.8 ± 5.26[a]	2.21 ± 0.19[b]

O selénio foi administrado a níveis supranutricionais na alimentação

Os valores indicados representam a média ± E.S. de 8 animais

Os valores sem um sobrescrito comum numa dada coluna diferem significativamente entre si ($p < 0,05$)

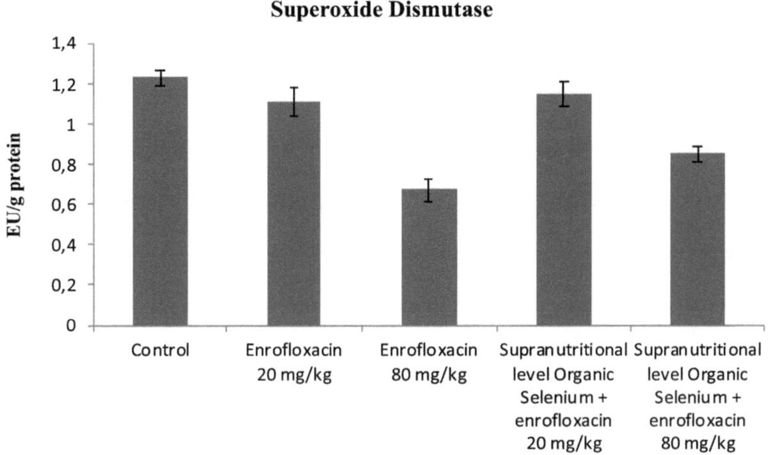

Fig. 18: **Efeito da enrofloxacina e da sua coadministração com selénio na SOD no tecido testicular de ratos**

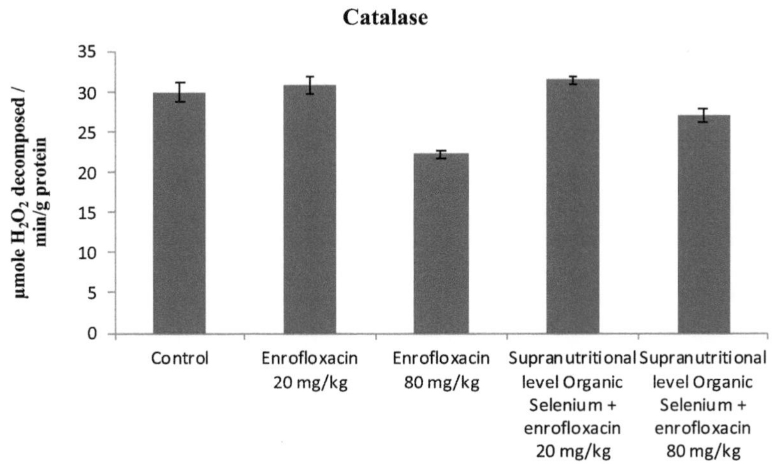

Fig. 19: Efeito da enrofloxacina e da sua coadministração com selénio sobre a catalase no tecido testicular de ratos

4.7.3 Glutatião peroxidase

A administração de enrofloxacina na dose de 80 mg/kg resultou num declínio significativo da atividade GPx, que foi de 10,3 ± 2,58 EU/gm de proteína em comparação com 15,3 ± 0,84 EU/g de proteína no grupo de controlo (Quadro 7 e Fig. 20). A atividade da GPx mostrou um aumento subsequente nos grupos tratados com Se supranutricional, resultando na restauração da atividade da GPx para a observada no grupo de controlo. A alimentação com níveis supranutricionais de selénio na dieta e a administração concomitante de enrofloxacina a 20 e 80 mg/kg de peso corporal, a atividade GPx foi de 14,5 ± 3,41 e 13,8 ± 5,26 EU/g de proteína, respetivamente.

4.7.4 Peroxidação lipídica

A extensão da peroxidação lipídica no grupo de controlo foi de 1,36 ± 0,15 nmol MDA /g proteína/h (Quadro 7 e Fig. 21). No entanto, foi significativamente aumentada nos ratos que receberam enrofloxacina por gavagem na dose de 20 e 80 mg/kg de peso corporal e foi de 2,24 ± 0,22 e 3,54 ± 0,31 nmol MDA /g de proteína/h, respetivamente. A exposição simultânea de ratos à enrofloxacina (20 e 80 mg/kg de peso corporal) com um nível supra-nutricional de Se na dieta resultou numa diminuição da extensão da peroxidação lipídica, que foi de 2,09 ± 0,31 e 2,21 ± 0,19 nmol MDA /g de proteína/h, respetivamente, em comparação com os respectivos grupos de tratamento com enrofloxacina.

Os resultados da presente investigação revelaram que a administração prolongada de enrofloxacina a ratos resulta numa alteração acentuada do estado antioxidante. Verificou-se um aumento da extensão da peroxidação lipídica nos eritrócitos e no homogenato testicular, indicando a produção de stress oxidativo, que é um desequilíbrio entre a produção e a

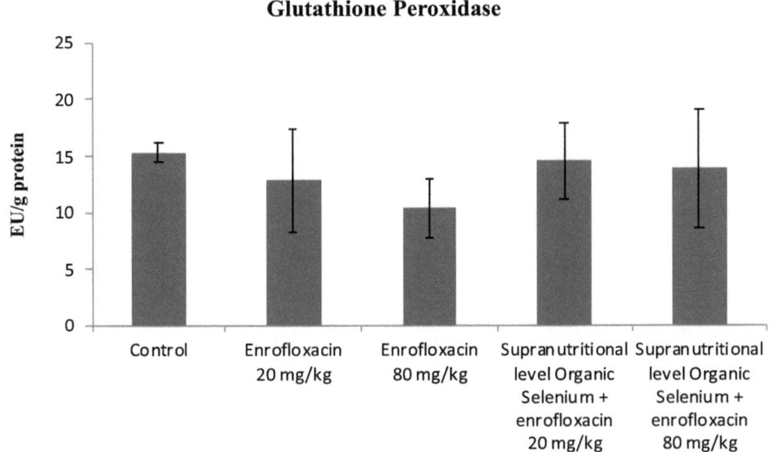

Fig. 20: Efeito da enrofloxacina e da sua coadministração com selénio na GPx no tecido testicular de ratos

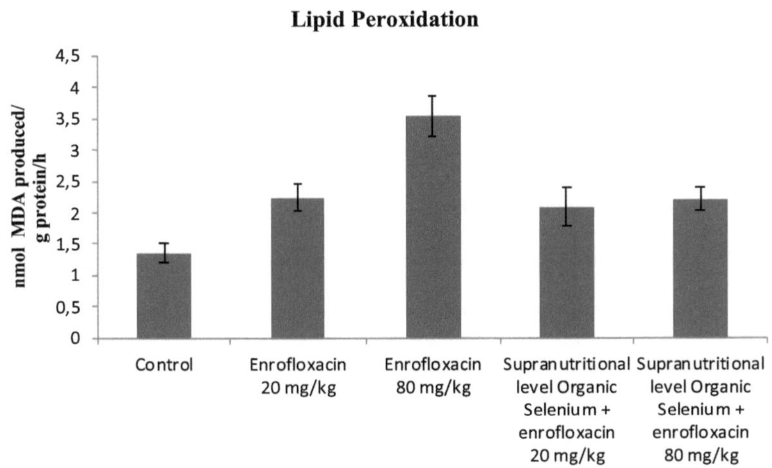

Fig. 21: Efeito da enrofloxacina e da sua coadministração com selénio na LPO no tecido testicular de ratos

neutralização dos ERO (Stohs 1995, Abdollahi *et al* 2004). A produção de radicais livres tem sido implicada no mecanismo dos efeitos adversos induzidos pelas fluoroquinolonas (Ray *et al* 2006). Assim, o aumento da extensão da peroxidação lipídica pode dever-se à produção destes radicais livres. A SOD dismuta os radicais livres em $H O_{22}$ que é neutralizado pela catalase. A atividade de ambas as enzimas diminuiu com a diminuição simultânea dos níveis de GSH, aumentando a suscetibilidade das biomoléculas aos danos causados pelos radicais livres. No entanto, a suplementação com níveis supranutricionais de selénio restaurou a atividade das principais enzimas antioxidantes, o que resultou numa melhoria do estado antioxidante.

4.8 Efeito da Toxicose Subaguda por Enrofloxacina na Contagem Total de Espermatozóides, na Contagem de Espermatozóides Vivos e nas Anomalias Espermáticas de Ratos

O efeito da enrofloxacina em coadministração com selénio na contagem de esperma, contagem de esperma vivo e anomalias de esperma em diferentes grupos de ratos é apresentado na Tabela 8. Nos ratos de controlo, a contagem total de espermatozóides, a percentagem de espermatozóides vivos e a percentagem de anomalias foram de $86,3 \pm 4,60$ milhões/ml, $89,6 \pm 0,65$ por cento e $14,4 \pm 1,02$ por cento, respetivamente (Fig. 16, 17 e 18). A administração de enrofloxacina a 20 mg/kg e 80 mg/kg a ratos diminuiu significativamente a contagem de espermatozóides para $58,8 \pm 4,79$ e $43,8 \pm 4,60$ milhões/ml, respetivamente . A administração de enrofloxacina a 20 mg/kg e 80 mg/kg a ratos alimentados com um nível supra-nutricional de Se resultou numa recuperação parcial da contagem de esperma em comparação com os grupos tratados com enrofloxacina e foram $63,8 \pm 5,32$ e $60,0 \pm 4,62$ milhões/ml, respetivamente. Houve diferença significativa entre os grupos na viabilidade espermática e anormalidades espermáticas (Tabela 8). A contagem de espermatozóides vivos nos grupos tratados com enrofloxacina na dose de 20 mg/kg e 80 mg/kg foi de $78,3 \pm 0,70$ e $64,3 \pm 1,03$ por cento, respetivamente, enquanto que nos ratos alimentados com

Quadro 8: Efeito da enrofloxacina e da sua coadministração com selénio na contagem de espermatozóides, viabilidade espermática e anomalias espermáticas em ratos

Grupo	Controlo	Enrofloxacina 20 mg/kg	Enrofloxacina 80 mg/kg	Selénio + enrofloxacina 20 mg/kg	Selénio + enrofloxacina 80 mg/kg
Contagem de espermatozóides $10/ml^6$	86.3 ± 4.60^a	58.8 ± 4.79^b	43.8 ± 4.60^c	63.8 ± 5.32^b	60.0 ± 4.62^b
Esperma vivo %	89.6 ± 0.65^a	78.3 ± 0.70^b	64.3 ± 1.03^c	84.4 ± 1.18^d	69.6 ± 1.73^e
Anomalias do esperma %	14.4 ± 1.02^a	32.6 ± 1.19^b	63.8 ± 1.33^c	21.6 ± 1.10^d	46.1 ± 2.00^e

O selénio foi administrado a níveis supranutricionais na alimentação

Os valores indicados representam a média ± E.S. de 8 animais

Os valores que não têm um sobrescrito comum numa dada linha diferem significativamente entre si (p<0,05)

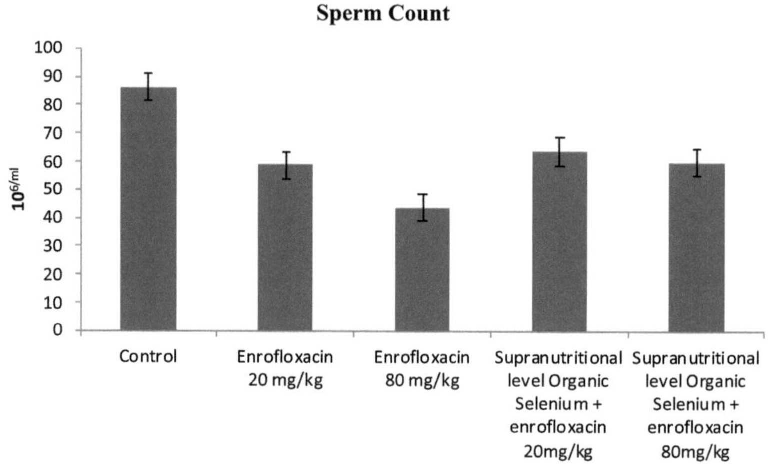

Fig. 22: Efeito da enrofloxacina e da sua coadministração com selénio na contagem de espermatozóides de ratos

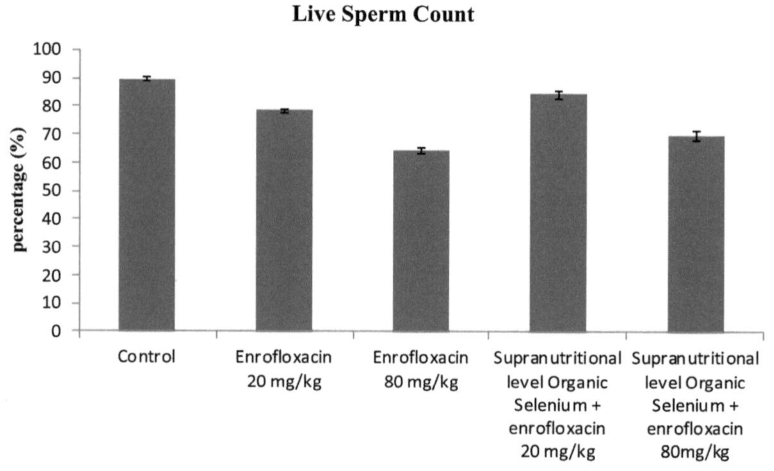

Fig. 23: Efeito da enrofloxacina e da sua coadministração com selénio na contagem de espermatozóides vivos de ratos.

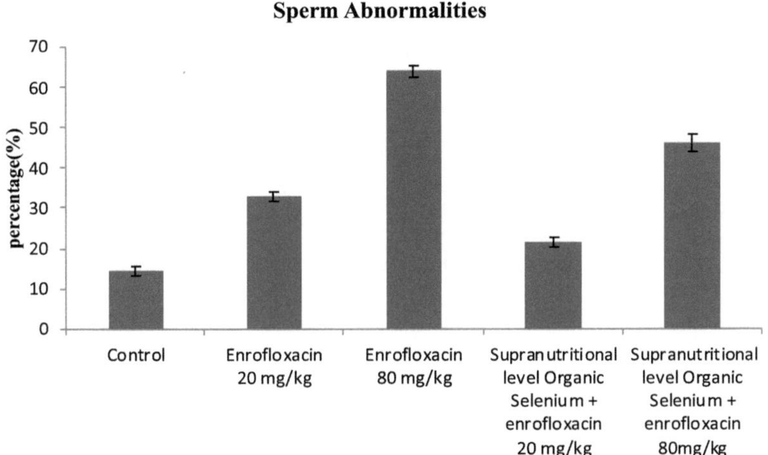

Fig. 24: Efeito da enrofloxacina e da sua coadministração com selénio nas anomalias dos espermatozóides de ratos

O selénio supranutricional na dieta e administrado com enrofloxacina na dose de 20 mg/kg e 80 mg/kg foi de 84,4 ± 1,18 e 69,6 ± 1,73 por cento, respetivamente. As anomalias do esperma em ratos administrados com doses baixas e altas de enrofloxacina foram de 32,6 ± 1,19 e 63,8 ± 1,33 por cento, respetivamente. A alimentação dos ratos com um nível supranutricional de selénio atenuou as anomalias do esperma induzidas pela enrofloxacina e foi de 21,6 ± 1,10 e 46,1 ± 2,00 por cento nos grupos tratados com doses baixas e elevadas de enrofloxacina, respetivamente.

Resultados semelhantes de redução significativa na contagem de espermatozóides foram relatados em ratos tratados com ciprofloxacina (Abd-Allah *et al* 2000, Demir *et al* 2007, Khaki et al 2008, El-Harouny *et al* 2010) e em ratos tratados com enrofloxacina (Aral *et al* 2008). A contagem de espermatozóides é um dos índices válidos de fertilidade masculina em animais de laboratório (Lemasters e Selevan 1993, Working e Chellman 1993). A baixa disponibilidade de testosterona para os tecidos epididimários pode ter levado à redução na contagem e motilidade dos espermatozóides e aumentado as anormalidades (Sinha *et al* 2006). Foi relatado que a ciprofloxacina é gonadotóxica por interferir no processo de produção de energia que é necessário para a vitalidade e motilidade do esperma (El-Harouny *et al* 2010). Foi observado um aumento significativo na anormalidade do esperma nos ratos tratados com doses mais elevadas de enrofloxacina. Várias anormalidades como cauda dobrada ou enrolada, cabeça sem cauda, cabeça decapitada foram observadas sugerindo que a administração de enrofloxacina tem um efeito tóxico no epitélio seminífero (Aral *et al* 2008). Anormalidades induzidas no esperma indicam mutação pontual em células germinativas (Acharya *et al* 2004), o que pode ter levado a mudanças estruturais em organelas celulares envolvidas na formação da cabeça e da cauda, levando à anormalidade do esperma (Aral *et al* 2008). Além disso, a baixa disponibilidade de testosterona, devido ao declínio induzido pela enrofloxacina, para os tecidos epididimários pode ter levado ao aumento de espermatozóides anormais, particularmente na cauda devido à malformação e aumento da destruição por causa do ambiente epididimário alterado (El-Harouny *et al* 2010).

4.9 Estudos histopatológicos

Os testículos do grupo de controlo dos ratos mostraram uma arquitetura normal com todas as fases da espermatogénese, desde os espermatozóides imaturos até aos maduros, preenchendo o lúmen dos túbulos seminíferos (Fig. 25 e 26). O revestimento epitelial dos túbulos seminíferos era coerente e intacto. O tratamento com enrofloxacina resultou em desregulação da espermatogénese com diminuição da espermatogénese e da maturação dos espermatozóides e consequente descamação das espermatogónias e dos espermatozóides em maturação. Alguns túbulos seminíferos estavam cheios de detritos necróticos e/ou líquido proteináceo (Fig. 27 e 28). No entanto, no grupo administrado com 20 mg/kg de enrofloxacina, houve um desvio muito pequeno em relação ao grupo de controlo. Do mesmo modo, a suplementação supranutricional de selénio nos ratos tratados com doses mais baixas de enrofloxacina não mostrou qualquer evidência histopatológica significativa de alteração. A suplementação de selénio na alimentação evitou os danos histoarquitectónicos e produziu uma melhoria na espermatogénese no grupo tratado com uma dose elevada de enrofloxacina (Fig. 29). Estas descobertas indicaram que os níveis supra-nutricionais de Se na dieta, proporcionaram uma melhoria marginal das alterações histopatológicas induzidas pela enrofloxacina nos testículos de ratos, o que também é aumentado pelas descobertas de melhoria na contagem de espermatozóides, viabilidade e redução das anomalias dos espermatozóides.

Aral *et al* (2008) relataram achados histológicos semelhantes após a administração de enrofloxacina na dose de 150 mg/kg em ratos. Os resultados revelaram degeneração dos túbulos seminíferos, espermatogénese incompleta e diminuição grave da concentração

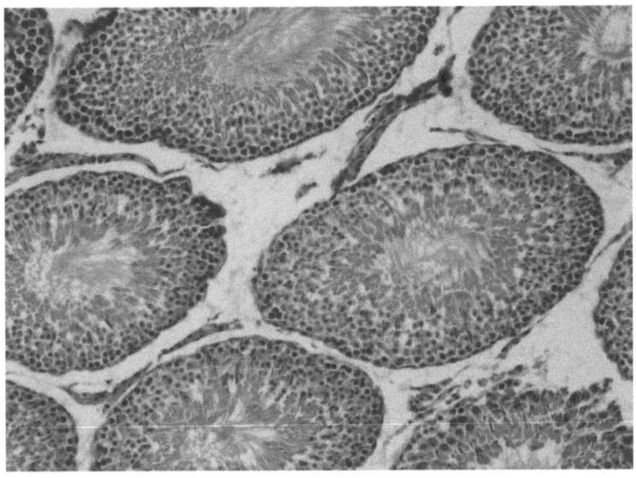

Fig. 25: Testículo de rato, espermatogénese normal - Grupo de Controlo H & E 20 X
Ampliação Original

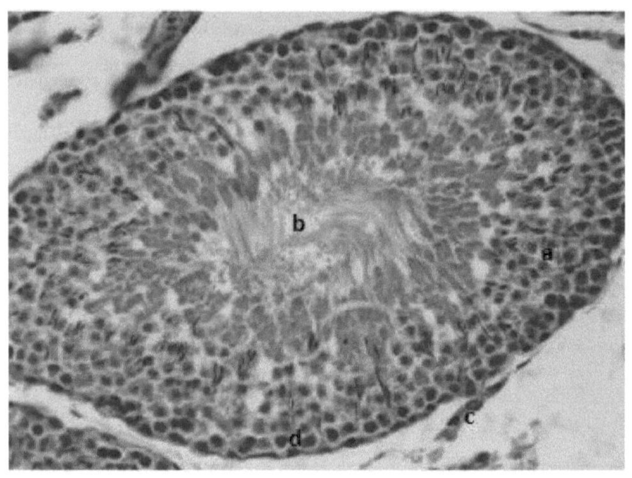

Fig 26: Testículo de rato - Grupo de controlo (H & E 40X Ampliação original) mostrando (a) diferentes fases da espermatogónia (b) lúmen com espermatozóides (c) células de Leydig (d) camada germinativa

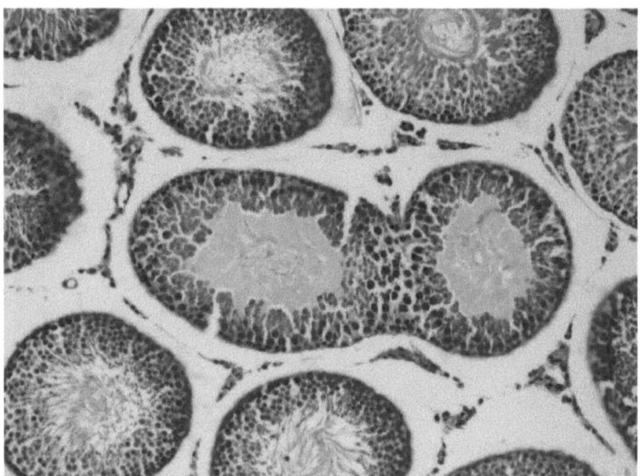

Fig. 27: Testículo de rato, grupo de dose elevada (80 mg/kg de enrofloxacina) mostrando uma diminuição acentuada da espermatogénese/desregulação da espermatogénese juntamente com a acumulação de resíduos necróticos/fluido proteico (H & E 20 X Ampliação Original)

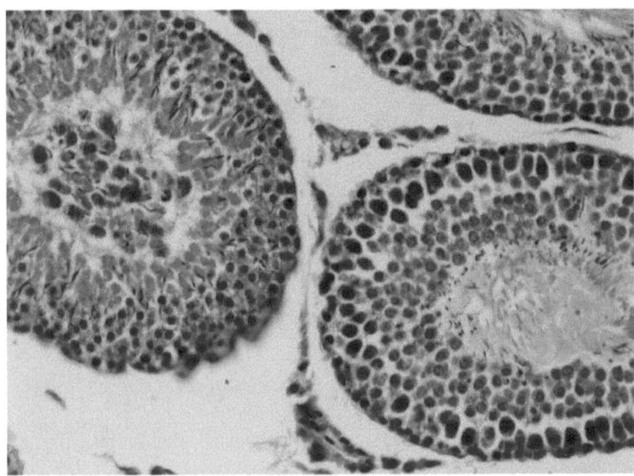

Fig 28: Testículo de rato - grupo enrofloxacina 80 mg/kg (H & E 40X Ampliação Original) mostrando espermatogénese desregulada e detritos celulares.

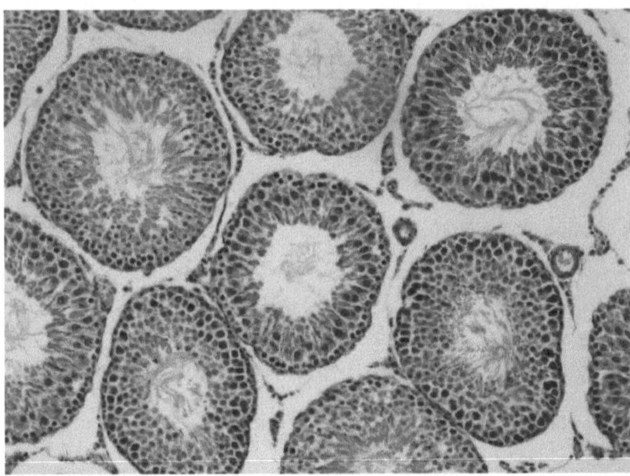

Fig 29: Testículo de rato - 80mg/kg de enrofloxacina com grupo administrado com selénio supra nutricional (H & E 20 X Ampliação Original) mostrando melhoria na espermatogénese.

de espermatozóides nos túbulos seminíferos até alterações necrobióticas nas células espermatogónias. Estes resultados podem ser correlacionados com os resultados do presente estudo e também são consistentes com os relatados após a administração de ofloxacina numa dose de 360 mg/kg/dia em ratos (Abd-Allah *et al* 2000). Além disso, há relatos de ofloxacina, ciprofloxacina e pefloxacina como potenciais venenos testiculares em ratos (Abd-Allah *et al* 2000, Demir *et al* 2006). Por conseguinte, as alterações na estrutura histológica dos testículos podem ser explicadas pelo efeito direto da enrofloxacina, que induz uma maturação ou libertação de espermatozóides deficiente, ou pelo efeito indireto da enrofloxacina (Aral *et al* 2008).

Todos os sistemas biológicos que funcionam em condições aeróbias estão expostos a oxidantes. Alguns dos oxidantes gerados são substâncias altamente reactivas e têm tendência para reagir com biomoléculas. A meia-vida destas espécies reactivas depende da sua potência, sendo que as espécies a mais reactivas (OH·) têm uma vida mais curta, enquanto as espécies menos reactivas $H\,O_{22}$ têm uma meia-vida mais longa (Bashan *et al* 2009). Os oxidantes são equilibrados por antioxidantes para as funções fisiológicas normais e a homeostase. O desequilíbrio entre oxidantes e antioxidantes conduz ao stress oxidativo. A fim de corrigir este desequilíbrio, a suplementação com antioxidantes é uma estratégia terapêutica potencial comum utilizada em condições associadas a um maior grau de stress oxidativo.

As fluoroquinolonas são conhecidas por produzirem stress oxidativo. (Gurbay *et al* 2006). Para melhorar o stress oxidativo induzido pela enrofloxacina, a suplementação de Se foi utilizada na presente investigação. A escolha do Se para o efeito de correção não se deveu apenas ao seu papel antioxidante, mas também ao seu importante papel no sistema reprodutor masculino. Há uma absorção selectiva de Se no testículo e as selenoproteínas, GPx e selenoproteína P, desempenham um papel importante na espermatogénese (Oldereid *et al* 1998). A GPx fornece proteção contra espécies reactivas de oxigénio durante a maturação do esperma e, no esperma maduro, as selenoenzimas desempenham um papel estrutural na parte intermédia do esperma (Beckectt e Arthur

2005). O selénio também modula os factores como CREB, CREM, NFκB e a via da proteína quinase activada pelo stress AP1 nos testículos. O selénio também regula as proteínas de choque térmico 70-1, 70-2 e MSJ-1 nos testículos (Kaushal e Bansal 2009, Ranwat e Bansal 2009).

O selénio é capaz de exercer múltiplas acções no sistema endócrino, modificando a expressão das selenoproteínas GPx, tioredoxina redutase, triiodotironina desiodinases (Kryukov *et al.*, 2003). As selenoproteínas são capazes de modificar as funções celulares, actuando como antioxidantes e modificando o estado redox e o metabolismo das hormonas da tiroide. (Beckett e Arthur 2005). Está bem documentado que tanto a dose como as formas químicas dos compostos de Se são factores críticos na resposta celular (Ip e Lisk 1997). As formas orgânicas e inorgânicas de Se parecem ser utilizadas com eficácia semelhante no organismo para produzir selenopreotoeínas (Seko e Imura 1997), mas com diferentes pontos de entrada no metabolismo (Meuillet *et al* 2004). Está documentado que os suplementos nutricionais suplementares têm efeitos benéficos na quimioprevenção do cancro através da síntese de selenoproteínas, para a qual são necessárias doses mais elevadas de Se (Rayman 2005). O nível adequado de Se na dieta é de 0,2 ppm e o nível tóxico é superior a 3 ppm, enquanto 1-3 ppm é considerado supranutricional (Kaur e Bansal 2004). Os níveis de Se nos alimentos utilizados no presente estudo eram inferiores aos níveis tóxicos. A administração de níveis supra-nutricionais de Se na dieta a ratos tratados com enrofloxacina resultou numa concentração mais baixa de enrofloxacina do que o tratamento isolado. Esta concentração mais baixa de enrofloxacina pode também ser um fator que contribui para o efeito benéfico do Se.

O stress oxidativo excessivo tem um efeito inibitório no processo de esteroidogénese (Bekpinar e Tugrul 1995, Kaur e Bansal 2004). O aumento do stress oxidativo, evidenciado pelos níveis elevados de peroxidação lipídica no homogenato testicular dos ratos tratados com enrofloxacina, também pode ser um dos factores que contribuem para a diminuição da secreção de testosterona. O plasma do esperma tem baixa concentração de antioxidantes citoplasmáticos e abundância de ácidos gordos polinsaturados, tornando-os muito susceptíveis ao stress oxidativo (Jones *et al* 1979). Além disso, o trânsito lento e o armazenamento prolongado de espermatozóides no epidídimo aumentam a propensão a danos oxidativos. Assim, o aumento das anomalias dos espermatozóides com diminuição simultânea da viabilidade dos espermatozóides em ratos tratados com enrofloxacina pode dever-se a danos induzidos por radicais livres nos espermatozóides. A GPx no esperma é considerada a enzima chave envolvida na remoção de produtos de peroxidação lipídica (Griveau *et al* 1995). Assim, o aumento da extensão da peroxidação lipídica e a redução da atividade da GPx em ratos tratados com enrofloxacina podem ter afetado a viabilidade e os defeitos do esperma. Os espermatozóides têm um volume extremamente limitado e, portanto, os ácidos gordos poli-insaturados ligados ao plasma do esperma são altamente propensos ao ataque de radicais livres (Aitken *et al* 1992, (Beckett e Aurthur 2005). As funções fisiológicas, como a síntese de esteróides e a espermatogénese, também produzem ROS e, se não forem neutralizadas pelo sistema antioxidante intracelular, estas ROS podem desnudar a membrana mitocondrial, levando à inibição da produção de testosterona (Luo *et al* 2006). A produção testicular de testosterona é reduzida de forma aguda em condições associadas à produção de ROS e ao stress oxidativo no testículo (Zirkin e Chen 2000, Chaki *et al* 2005, Turner e Lysiak 2008). A diminuição dos níveis de testosterona observada nos ratos tratados com enrofloxacina pode dever-se à incapacidade do sistema antioxidante intracelular para neutralizar as ERO produzidas em resultado da exposição à enrofloxacina ou a eventos fisiológicos. A coadministração de níveis supra-nutricionais de Se reduziu a extensão do stress oxidativo e foi também associada à restauração parcial dos níveis de testosterona e da viabilidade do esperma e à diminuição das anomalias do esperma. Esta melhoria nos níveis de testosterona pode dever-se a uma menor concentração de enrofloxacina no soro e nos tecidos dos ratos co-administrados com Se e às propriedades antioxidantes do Se (Kaushal e Bansal 2009).

O eixo reprodutor masculino é um sistema hormonal bem caracterizado e primorosamente regulado que culmina na produção de espermatozóides (Kaur e Bansal 2004). Os distúrbios causados pela enrofloxacina também foram associados à produção de espermatozóides inadequados e anormais. Houve uma redução na produção de esperma com um aumento simultâneo de anormalidades espermáticas. A espermatogénese é a geração de espermatozóides a partir de espermatogónias através de mitose, meiose e espermatogénese. Todo o processo de espermatogénese é complicado e o sucesso da produção de espermatozóides saudáveis e adequados requer hormonas como a FSH, a testosterona e o estrogénio, que são rigorosamente reguladas ao nível da hipófise, das células de Leydig e das células de Sertoli, bem como a integridade da barreira sanguínea dos testículos, que é essencial para a manutenção de um microambiente único para a meiose e o desenvolvimento pós-meiótico das células germinativas, uma vez que isola estes eventos da circulação sistémica (Wang *et al* 2009).

Estes factores importantes foram significativamente afectados nos ratos tratados com enrofloxacina. Registou-se um declínio nos níveis de testosterona, perda da integridade estrutural dos túbulos seminíferos, levando à perda do microambiente. O aumento do stress oxidativo nos animais tratados com enrofloxacina pode levar à rutura da barreira sanguínea do testículo. Está documentado que o stress oxidativo aumenta a permeabilidade epitelial e endotelial ao perturbar as junções apertadas através da P13K e da tirosina quinase não recetora cSrc (Wong *et al* 2005). A diminuição da contagem total de espermatozóides com o aumento concomitante do número de anomalias espermáticas em ratos tratados com enrofloxacina também pode ser parcialmente atribuída a danos induzidos pelo stress oxidativo.

Assim, as alterações no nível de testosterona, no estado antioxidante e na arquitetura histológica dos testículos podem ter um papel importante na toxicidade testicular induzida pela enrofloxacina, para além do seu efeito tóxico direto (Stahlmann e Lode 1999, El-Harouny *et al* 2010). Os níveis supra-nutricionais de Se na dieta proporcionam uma proteção parcial contra a toxicidade gonadal induzida pela enrofloxacina.

CAPÍTULO V

RESUMO E CONCLUSÃO

A presente investigação foi realizada para estudar o efeito da enrofloxacina no estado antioxidante e para avaliar o efeito benéfico do selénio na toxicidade testicular induzida pela enrofloxacina em ratos machos.

A administração oral repetida de enrofloxacina a uma dose de 20 e 80 mg/kg durante 21 dias consecutivos não produziu quaisquer sinais aparentes de toxicidade, no entanto, verificou-se uma diminuição significativa do peso corporal dos ratos tratados, mas a extensão do declínio foi menor com a coadministração de enrofloxacina com selénio. O peso médio dos testículos mostrou uma diminuição não significativa dependente da dose nos grupos tratados com enrofloxacina. A concentração plasmática de enrofloxacina nos ratos após a conclusão do período de tratamento foi de $0,32 \pm 0,13$ µg/ml e $0,54 \pm 0,03$ µg/ml nos grupos de dose baixa e alta de enrofloxacina, respetivamente. A coadministração de selénio e enrofloxacina resultou numa concentração mais baixa de enrofloxacina, que foi de $0,18 \pm 0,01$ e $0,50 \pm 0,09$ µg/ml no grupo de dose baixa e alta de enrofloxacina, respetivamente.

Os níveis plasmáticos de testosterona mostraram um declínio acentuado no grupo de enrofloxacina de dose mais elevada e foram de $3,59 \pm 0,18$ ng/ml em comparação com $5,37 \pm 0,39$ ng/ml no grupo de controlo e estes níveis não foram restaurados com a coadministração de enrofloxacina com selénio.

A administração de enrofloxacina resultou num aumento significativo, dependente da dose, da extensão da peroxidação lipídica de $2,74 \pm 0,16$ nmol MDA produzido/g Hb/h para $3,47 \pm 0,16$ e $4,29 \pm 0,2$ nmol MDA produzido/g Hb/h nos grupos de controlo e de dose elevada de enrofloxacina, respetivamente. A atividade da superóxido dismutase e da catalase diminuiu significativamente nos ratos tratados com enrofloxacina. A atividade da SOD eritrocitária foi de $0,18 \pm 0,01$ a $0,16 \pm 0,01$ EU/g Hb e a atividade da catalase foi de $297,5 \pm 16,3$ e $238,7 \pm 11,4$ µmol H O_{22} decomposto /min/g Hb nos grupos de baixa e alta dose de enrofloxacina, respetivamente. A atividade eritrocitária da SOD e da catalase no grupo de controlo foi de $0,21 \pm 0,01$ EU/g Hb e $424,1 \pm 21,3$ µmol H O_{22} decomposto /min/g Hb, respetivamente.

A administração de enrofloxacina resultou numa redução significativa da concentração de glutatião no sangue. Os níveis de glutatião no sangue dos ratos que receberam uma dose elevada de enrofloxacina foram de $340,3 \pm 17,6$ µmol/ml em comparação com o controlo ($447,6 \pm 14,2$ µmole/ml). Verificou-se uma diminuição significativa da atividade GPx eritrocitária dos ratos tratados com uma dose mais elevada de enrofloxacina, que foi de $0,40 \pm 0,16$ EU/g Hb. A suplementação com selénio restaurou a atividade da GPx. A atividade eritrocitária da glutationa-S-transferase e da glutationa-redutase também diminuiu significativamente nos ratos tratados com uma dose mais elevada de enrofloxacina. Pelo contrário, a atividade da glucose-6-fosfato desidrogenase aumentou significativamente nos ratos tratados com uma dose mais elevada de enrofloxacina.

A administração de enrofloxacina resultou no aumento da extensão da peroxidação lipídica no tecido testicular dos ratos tratados com enrofloxacina e foi de $2,24 \pm 0,22$ e $3,54 \pm 0,31$ nmol MDA /g proteína/h nos grupos tratados com baixa e alta dose de enrofloxacina, respetivamente, em comparação com $1,36 \pm 0,15$ nmol MDA /gm proteína/h no grupo de controlo. No entanto, a coadministração de selénio com enrofloxacina reduziu a extensão da peroxidação lipídica. Verificou-se uma diminuição significativa, dependente da dose, das actividades da SOD, da catalase e da GPx no tecido testicular dos ratos tratados com enrofloxacina. A suplementação com selénio restaurou as actividades destas enzimas.

A administração de enrofloxacina mostrou uma diminuição dependente da dose na contagem total de espermatozóides. A contagem de espermatozóides foi de 86,3 ± 4,60 milhões/ml, 58,8±4,79 e 43,8 ± 4,60 milhões/ml em ratos tratados com enrofloxacina em dose baixa e alta, respetivamente. A coadministração de selénio resultou numa melhoria da contagem de espermatozóides. A administração de enrofloxacina resultou numa redução da viabilidade dos espermatozóides. A contagem de espermatozóides vivos nos grupos de controlo e tratados com enrofloxacina foi de 89,6 ± 0,65, 78,3 ± 0,70 e 64,3 ± 1,03 por cento, respetivamente. A coadministração de selénio resultou numa melhoria da viabilidade dos espermatozóides. Foi observado um aumento acentuado dependente da dose nas anomalias do esperma nos grupos tratados com enrofloxacina. As anormalidades espermáticas nos grupos tratados com enrofloxacina 20 mg/kg e 80 mg/kg de peso corporal foram 32,6 ± 1,19 e 63,8 ± 1,33 por cento, respetivamente. As doses de selénio para melhorar a situação reduziram a extensão das anomalias, mas continuaram a ser significativamente mais elevadas do que no grupo de controlo, que foi de 14,4 ± 1,02%. O nível supranutricional de selénio na dieta reduziu a extensão das anomalias do esperma induzidas pela enrofloxacina.

Os estudos histopatológicos revelaram que o grupo administrado com uma dose mais baixa de enrofloxacina apresentou um desvio muito pequeno em relação ao grupo de controlo. No entanto, uma dose mais elevada de enrofloxacina resultou numa desregulação da espermatogénese com diminuição da espermatogénese e da maturação dos espermatozóides, presença de detritos necróticos e/ou líquido proteináceo nos túbulos seminíferos. A suplementação com selénio resultou numa melhoria da espermatogénese.

A partir dos resultados da presente investigação, pode concluir-se que a enrofloxacina em doses mais elevadas produz um efeito gonadotóxico em ratos machos e que a suplementação com selénio supranutricional melhora parcialmente a toxicidade testicular induzida pela enrofloxacina.

ABREVIATURAS

%	:	Per cent
AAS	:	Atomic Absorption Spectrophotometer
ANOVA	:	One way of analysis of variance
cAMP	:	Adenosine 3',5'-Cyclic Monophosphate
CAT	:	Catalase
CREB	:	cAMP Responsive Element Binding
CREM	:	cAMP Response Element Modulator
DNA	:	Deoxy Ribonucleic Acid
EDTA	:	Ethylene diamine tetra acetic acid
Fig.	:	Figure
FQ	:	Fluoroquinolone
g	:	Gram
G-6-PD	:	Glucose -6-Phosphate Dehydrogenase
GPx	:	Glutathione peroxidase
GR	:	Glutathione reductase
GSH	:	Glutathione
h	:	Hours
Hb	:	Hemoglobin
HPLC	:	High Performance Liquid Chromatography
HSP	:	Heat Shock Protein
Kg	:	Kilogram
LPO	:	Lipid peroxidation
MDA	:	Malondialdehyde
mg	:	Milli gram
min	:	Minutes

mM	:	Milimole
mRNA	:	Messenger-ribonucleic acid
NADPH	:	Nicotinamide Adenine Dinucleotide Phosphate
NFκB	:	Nuclear Factor κB
ng	:	Nanogram
nmol	:	Nanomole
O. D	:	Optical density
ºC	:	Degree Centigrade
PHGPx	:	Phospholipid hydroperoxide GPx.
ppm	:	Parts per million
PPP	:	Pentose Phosphate pathway
ROS	:	Reactive Oxygen Species
s	:	Seconds
Se	:	Selenium
SE	:	Standard error
SOD	:	Superoxide dismutase
SPSS	:	Statistical Package for the social science
viz	:	Videlecit
μg	:	Microgram
μmol	:	Micromole

REFERÊNCIAS

Abd-Allah A R, Aly H A, Moustafa A M, Abdel-Aziz A A e Hamada F M. 2000 .Adverse testicular effects of some quinolone members in rats. *Pharmacol Res. Feb* **41**(2):211-9.

Abdollahi M, Ranjbar A, Shahin S, Nikfar S e Rezaie A. 2004.Pesticides and oxidative stress: a review. *Medical Science Monitor* **10**(6):141-47.

Acharya U R, Mishra I, Rashmi M e Tripathy R,. 2004. Potential role of vitamins in chromium induced spermatogenesis in Swiss mice. *Environmental Toxicology and Pharmacology* **15**, 53-59.

Adams D E, Shekhtman E M, Zechiedrich E L, Schmid M B e Cozzarelli N R. 1992. The role of topoisomerase IV in partitioning bacterial replicons and the structure of catenated intermediates in DNA replication. *Célula* **71**:277-88

Adang A E, Brussee J, van der Gen A e Mulder G J.1990. O local de ligação do glutatião nas glutatião S-transferases. Investigação dos domínios cisteínico, glicílico e gama-glutamílico. *Biochem J.* Jul 1;**269**(1):47-54.

Aebi H E. 1983. Catalase In Bergmeyer H O (ed) *Methods of Enzymatic Analysis* Vol III pp 273-386. Academic press New York.

Agar N S, Sadrzadeh S M, Hallaway P E, Eaton J W.1986. Erythrocyte catalase. Uma defesa oxidante somática? *J Clin Invest.* 1986 Jan;**77**(1):319-21.

Agarwal A, Prabakaran S e Allamaneni S S. 2006. Relação entre stress oxidativo, varicocele e infertilidade: A meta-analysis. *Reprod Biomed Online* **12**:630-633.

Aitken R J e Baker M A. 2006.Oxidative stress, sperm survival and fertility control. *Mol Cell Endocrinol* **250**:66-69.

Aitken R J and De Iuliis G N. 2007.Origins and consequences of DNA damage in male germ cells. *ReprodBiomed Online* **14**:727-733.

Aitken R J, Buckingham D e Harkiss D.1992Utilização de um sistema gerador de oxidante xantina oxidase para investigar os efeitos citotóxicos das espécies reactivas de oxigénio nos espermatozóides humanos. *J Reprod fertil 97*:441-450

Aitken R J. 1999.The Amoroso Lecture: The human spermatozoon-A cell in crisis? *J Reprod Fertil.***115**:1-7.

Aitken R J. 2004. Palestra dos Fundadores: Espermatozóides humanos: Frutos da criação, sementes da dúvida. *Reprod Fertil Dev*; **16**:655-664.

Alicia I W, Laura I U, Hugo G O e Nora G B. 2002. A ciprofloxacina aumenta os níveis de hidroperóxidos lipídicos hepáticos e renais em ratos. *Biocell*, **26**: 225-228.

Allocati N, Federici L, Masulli M, Di Ilio C.2009. Glutationa transferases em bactérias. *FEBS J*. Jan ;**276**(1):58-75. doi: 10.1111/j.1742-4658.2008.06743.x.

Amann R P e Berndtson W E. 1986.Assessment of procedures for screening agents for effects on male reproduction: effects of dibromochloropropane (DBCP) on the rat. *Fundam Appl Toxicol* **7**: 244-255.

Aral F, Karacal F e Baba F. 2008. O efeito da enrofloxacina na qualidade do esperma em ratos machos. *Investigação em Ciências Veterinárias* **84**(1): 95-99.

Arata J, Horio T, Soejima R e Ohara J. 1998. Reacções de fotossensibilidade causadas pelo cloridrato de lomefloxacina: um estudo multicêntrico *Antimicrobial Agents and Chemotherapy* **42** (12): 3141-3145.

Asensi M, Satre J, Pallardo F V, Llret A, Lehner M, Asunction J e Vina J. 1999. Ratio of reduced to oxidised glutathione as indicator of oxidative stress status and DNA damage. *Methods in Enzymology* **299**:267-76

Barceloux D.G .1999. Selénio. *J. Toxicol. Clin. Toxicol.* **37**(2): 145-172.

Barroso J B,Peragón J,García-Salguero L,de la Higuera M, Lupiáñez JA.1999.Variações no comportamento cinético dos sistemas de produção de NADPH em diferentes tecidos da truta quando alimentada com uma dieta à base de aminoácidos em diferentes frequências. *Int J Biochem Cell Biol*.31:277-90

Bashan N, Kovsan J, Kachko I, Ovadia H, Rudich A. 2009. Regulação positiva e negativa da sinalização da insulina por espécies reactivas de oxigénio e azoto. *Physiological Reviews* **89**: 27-71.

Bearden H J e Fuquay J W. 1997. Colheita de sémen. In: Applied Animal Reproduction. 4th (ed) 1994. Pp 147-157 New Jersey: Prentice Hall.

Beckett G J e Arthur J R.2005. Selénio e sistemas endócrinos. *Journal of Endocrinology* **184**:455-65.

Behne D T, Hofer-Bosse e Elger W. 1987. Selénio e hormonas no sistema reprodutor masculino. Em Combs G F, Spallholz J E, Levander O A e Oldfield J E (eds) Selenium in Biology and Medicine. Parte B pp. 733-739 Van Nostrand Reinhold Company, Nova Iorque.

Behne D, Weiler H e Kyriakopoulos A. 1996. Effects of selenium deficiency on testicular morphology and function in rats. *J Reprod Fertil*; **106**: 291-297.

Bekpinar S e Tugrul Y 1995. Influência da suplementação com selénio em doses não tóxicas no peróxido lipídico do testículo e nos níveis de antioxidantes em ratos alimentados cronicamente com álcool. *Alcohol Alcohol*. **30**:645-50.

Bergelson S, Pinckus R e Daniel V. 1994. O glutatião intracelular regula a indução de fos/jun e a ativação da expressão do gene da glutatião-S-transferase. *Cacer Res.* **54**:36-40.

Beutler E, Duron O e Kelly B M. 1963. Método melhorado para a determinação do glutatião no sangue. *Journal of Laboratory and Clinical Medicine* **61**: 882-88.

Beutler E. 1989. Aspectos nutricionais e metabólicos do glutatião. *Revisão Anual de Nutrição* **9**: 287-302.

Beydemir S, Gülçin I, Küfrevioğlu OI, Ciftçi M.2003. Glicose 6-fosfato desidrogenase: efeitos in vitro e in vivo do dantroleno sódico. *Pol J Pharmacol.* Sep-Oct;**55**(5):787-92.

Blazak W F, Ernst T L e Stewart B E. 1985.Potenciais indicadores de toxicidade reprodutiva, produção de esperma testicular e número de esperma epididimal, tempo de trânsito e motilidade em ratos Fischer 344. *Fundam. Appl. Toxicol.* **5**:1097-1103.

Blondeau J M. 1999. Expansão da atividade e utilidade das novas fluoroquinolonas: uma revisão. *Clinical Therapeutics* **21**: 3-40.

Breen J, Skuba K e Grasela D. 1999. Safety and tolerability of gatifloxacin, an advanced-generation 8-methoxy fluoroquinolone. *Journal of Respiratory Diseases* **20** (suppl 11):S70-6.

Brown D G e Burk R E. 1973. Retenção de selénio nos tecidos e esperma de ratos alimentados com uma dieta de levedura Torula. *Journal of Nutrition* **103**:102-8.

Burk R E e Hill K E. 1994. Selenoprotein-P A selenium-rich extracellular glycoprotein. *Journal of Nutrition* **124**:1891-97.

Carlberg I e Mannervik B. 1985. Glutationa redutase. *Methods in Enzymolology* 113:484-90.

Carreras I, Castellari M, Valero A, Antonio J e Sarraga C. 2005. Influência da administração de enrofloxacina nas actividades enzimáticas proteolíticas e antioxidantes de produtos de peru crus e cozinhados. *Journal of Food Science and Agriculture,* **85**: 2407-2412.

Castellini C, Lattaioli P, Bosco AD, Beghelli D. 2002.Effect of supranutritional level of dietary alpha-tocopheryl acetate and selenium on rabbit semen. *Theriogenology.* Dez;**58**(9):1723-32.

Cesare C, Paolo L, Alessandro D B, Daniela B. 2002.Effectofsupranutritionallevelof dietary tocopheryl acetate and selenium on rabbit semen.*Theriogenology* ;**58**:1723-32.

Chaki S P, Misro M M, Ghosh D, Gautam D K e Srinivas M. 2005. Apoptose e remoção de células no testículo de rato criptorquídeo. *Apoptosis* **2**:395-405.

Champe P C, Harvey R A e Ferrier D R.2008.Biochemistry.*4th Edn.Lippincott Williams and Wilkins.*

Christ W e Lehnert T. 1990. Toxicidade das quinolonas. Em *The New Generation of Quinolones* (Siporin C, Heiferttz C L e J M Domagala, Eds.) 165-87.

Cremades A, Ruzafa C, Monserrat F, Lo' pez-Contreras A J, Pen˜afiel R .2004. Influência da arginina dietética nos efeitos anabólicos dos androgénios. *J Endocrinol* **183**:343-351.

Crotty K L, May R, Kulvicki A, Kumar D e Neal D E.1995. The effect of antimicrobical therapy on testicular aspirate flow cytometry (O efeito da terapia antimicrobiana na citometria de fluxo do aspirado testicular). *Journal of Urology* .153, 835- 838.

Demir A, Tu¨rker P, Sirvancı, S, O¨ nol, F F, Fındık A , Arbak S , Tarcan T. 2006. The effects of acute epididimorchitis and ciprofloxacin treatment on testicular histo morphology and sperm parameters in rats. *European Urology* **5** (Suppl.), 214- 241.

Deutsch J. 1978. Maleimide as an inhibitor in measurement of erythrocyte glucose-6-phosphate dehydrogenase activity. *Química Clínica* .24:885-89.

Díez-Fernández C, Sanz N, Cascales M.1996. Alterações na expressão dos genes da glucose-6-fosfato desidrogenase e da enzima málica na lesão hepática aguda induzida pela tioacetamida. *Biochem Pharmacol.* 3 de maio;**51**(9):1159-63.

Dimitrova D J, Lashev L D, Yanev S G e Pandova B. 2007. Pharmacokinetics of enrofloxacin in turkeys (Farmacocinética da enrofloxacina em perus). Res Vet Sci. Jun;**82**(3):392-7. Epub 2006 Nov 14.

Douglas K T.1987. Mecanismo de ação das enzimas dependentes do glutatião. *Adv Enzymol Relat Areas Mol Biol.***59**:103-67.

Dowers K L, Tasker S, Radecki V S e Lappin M R. 2009. Utilização de pradofloxacina para tratar a infeção por *Mycoplasma hemofelis* induzida experimentalmente em gatos. *American Journal of Veterinary Research* **70**: 105-111.

Drlica K. 1999. Refinando as fluoroquinolonas. *ASM News* **65**(6):410-15.

El-Harouny M A, Zalata A A, Naser M E, El-Atta H M A , El-Shawaf I M e Mostafa T. 2010. Toxicidade testicular da ofloxacina a longo prazo: um estudo experimental. *Andrologia* **42**(2): 92-96.

Elmas M, Tiras B, Kaya S, Bas A L, Yazar E e Yarsan E. 2001. Pharmacokinetics of enrofloxacin after intravenous and intramuscular administration in angora goats. *Canadian Journal of Veterinary Research* **65**(1): 64-67.

Engeler D S, Scandella E, Ludewig B e Schmid H P. 2012. A ciprofloxacina e a epirrubicina induzem sinergicamente a apoptose em linhas celulares de cancro urotelial humano. *Jornal Internacional de Urologia* 88(3): 343-349.

Etminan M, Forooghian F, Brophy J M, Bird S T e Maberley D. 2012. Fluoroquinolonas orais e o risco de descolamento da retina. *Jornal da Associação Médica Americana. 307(13): 1414-1419.*

Fatma, A. 2005. Civcivlerde bazı kinolon grubu antibiyotiklerin katalaz aktivitesi ve malondialdehit düzeyi üzerine etkisi. *AÜ Sağ. Bi. Derg,* **14**: 135- 150

Flohé B R.1999.Tissue-specific functions of individual glutathione peroxidases. *Free Radic Biol Med.* Nov;**27**(9-10):951-65.

Folbergrova J, Rehncrona S e Siesjo B K. 1979. Oxidized and reduced glutathione in rat brain under normoxic and hypoxic conditions. *Journal of Neurochemistry* **32**:1621-27.

Freeman M L, Sierra-Rivera E, Voorhees G J, Eisrt D R e Meredith M J. 1993. A síntese de hsp-70 é aumentada em células Hep G_2 com depleção de glutatião Radiat Res **135**:387-93.

Fukuda H e Hiramatsu K. 1999. Alvos primários das fluoroquinolonas em *Streptococcus pneumonia. Antimicrobial Agents Chemotherapy* **43**:410-12.

Gaetani G F, Kirkman H N, Mangerini R, Ferraris A M.1994. Importância da catalase na eliminação do peróxido de hidrogénio nos eritrócitos humanos. *Blood.* Jul 1;**84**(1):325-30.

Galter D, Mihm S e Droge W. 1994. Efeitos distintos do dissulfureto de glutatião no fator de transcrição nuclear kappa B e na proteína activadora -1.*Eur. J. Biochem* **221**:639-48.

Gebicki J M, Du J, Collins J e Tweeddale H.2000. Peroxidação de proteínas e lípidos em suspensões de lipossomas, no soro sanguíneo e em células de mieloma de rato.*Ata Biochim Pol.***47**(4):901-11.

Gellert M, Mizuuchi K, O'Dea M H e Nash H A. 1976. DNA gyrase: uma enzima que introduz voltas super-helicoidais no DNA. *Proceedings of Natural Academic Sciences* USA **73**:3872-6.

Georgieva V, Koinarski B e Gadjeva V. 2005. Antioxidant status during the course of Eimeria tenella infection in broiler chickens. http:// www.google.com.

Griveau J F, Dumont E, Renard P, Callegari J P e Le Lannou D. 1995.Reactive oxygen species,lipid peroxidation and enzymatic defence system in human spermatozoa. *J Reprod Fertil* **103**:17

Gurbay A, Garrel C, Osman M, Richard M J, Favier e Hincal F. 2002. Citotoxicidade em células de fibroblastos humanos tratadas com ciprofloxacina e proteção pela vitamina E. *Human and Experimental Toxicology* **21**(12): 635-641.

Gurbay A e Hincal F. 2004. Ciprofloxacin induced glutathione redox status alterations in rat tissues. *Toxicologia Química e de Drogas* **27**(3): 233-242.

Gurbay A, Gonthier B, Signorini-Allibe N, Barret L, Favier A e Hincal F. 2006. Danos no ADN induzidos pela ciprofloxacina em culturas primárias de astrócitos de rato e proteção por Vit. E. *Neurotoxicology* **27**: 6-10.

Guthrie R M, Jacobs M, Low D E, Mandell L e Slama T. 2004. Treating resistant reapiratory infections in the primary care settings: the role of the new quinolones. Faculdade de Medicina da Universidade de Cincinnati Educação Médica Contínua.

Habig W H, Pabst M J e Jakoby W B. 1974. Glutationa-S-transferase: o primeiro passo enzimático na formação do ácido mercaptúrico. *Journal of Biolological Chemistry* 249: 7130-39.

Hafeman D G, Sunde R A e Hoekstra W G. 1974. Effect of dietary selenium on erythrocyte and liver glutathione peroxidase in the rat. *Journal of Nutrition* **104**: 580-587.

Hales D B, Allen J A, Shankara T, Janus P, Buck S, Diemer T e Hales K H. 2005. Mitochondrial function in Leydig cell steroidogenesis. Ann N Y Acad Sci. 1061:120-34.

Halliwell B e Gutteridge J M C. 1989. Free Radicals in Biology and Medicine. 2nd edn. Clarendon Press, Oxford.

Hayem G, Petit P X, Levacher M, Gaudhin C, Kahn M F e Pocidalo J J. 1994. Cytofluorometric analysis of chondrotoxicity of fluoroquinolone antimicrobial agents. *Antimcrobial Agents Chemotherapy* **38**: 243-247

Hayes J D e Pulford D J .1995. The glutathione S-transferase supergene family: regulation of GST and the contribution of the isoenzymes to cancer chemoprotection and drug resistance. *Crit Rev Biochem Mol Biol*.**30**(6):445-600.

Herold C, Ocker M, Ganslmayer M, Gerauer H, Hahn E G e Schuppan D. 2002. A ciprofloxacina induz a apoptose e inibe a proliferação de células de carcinoma colorrectal humano. *British Journal of Cancer* 8: 443-448.

Hess R A, Moore B J. 1993. Histological methods for evaluation of the testis. In: Chapin, R.E., Heindel, J.J. Methods in Toxicology: Male Reproductive Toxicology. *Academic Press*, San Diego. pp. 52-85.

Hooper D C.1998.Bacterial topoisomerases, anti-topoisomerases and anti-topoisomerase resistance. *Clinical Infectious Diseases* **27**(suppl 1):S54-63.

Ibrahim I G e Yarsan E. 2011. Espécies reactivas de oxigénio induzidas por medicamentos à base de enrofloxacina. *Opiniões de Investigação em Ciências Animais e Veterinárias* 1(8): 489-491.

Imait H e Nakagawa Y. 2003. Importância biológica da glutationa peroxidase de hidroperóxido de fosfolípidos (PHGPx, GPx4) em células de mamíferos. *Free Radical Biology and Medicine* **34**:145-69. (Rev.)

Ip C e Lisk D J. 1997. Modulação de enzimas metabolizadoras de xenobióticos de fase I e fase II por alho enriquecido com selénio em ratos. *Nutr Cancer.* **28**:184-8.

Johnson F e Giulivi C.2005. Superóxido dismutases e o seu impacto na saúde humana. *Mol Aspects Med.* Aug-Oct;**26**(4-5):340-52.

Jones R, Mann T e Sherins R. 1979. Peroxidative breakdown of phospholipids in human spermatozoa, spermicidal properties of fatty acid peroxides and protective action of seminal plasma. *Fertil Steril* **31**:531-537

Katoh T, Ohmori H, Murakami T, Karasaki Y, Higashi K e Muramatsu M. 1991. Induction of glutathione-S-transferase and heat shock proteins in rat-liver after ethylene oxide exposure. *Biochemical Pharmacology* **42**:1247-54.

Kaur P e Bansal M P. 2004. Effect of experimental oxidative stress on steroidogenesis and DNA damage in mouse testis. *Journal of Biomedical Science* **3**:391-7.

Kaushal N e Bansal M P. 2009. Diminuição do potencial reprodutivo de ratos machos em resposta ao stress oxidativo induzido pelo selénio: envolvimento de HSP70, HSP70-2 e MSJ-1. *Journal of Biochemical and Molecular Toxicology* **2**:125-36.

Khaki A, Heidari M, Ghaffari M N e Khaki A A. 2008. Adverse effects of ciprofloxacin on testis apoptosis and sperm parameters in rats. *Jornal Iraniano de Medicina Reprodutiva* **6**: 71-76.

Khaki A, Khaki A A , Iraj S, Bazi P, Imani S A M e Kachabi H. 2009. Estudo comparativo dos antibióticos aminoglicosídeos (gentamicina e estreptomicina) e fluoroquinolona (ofloxacina) no tecido dos testículos de ratos: Light and Transmission Electron Microscopic Study. *Pak J Med Sci.* Vol. 25 No. 4 www.pjms.com.pk

Khan A, Faridi H A, Ali M, Khan M Z, Siddique M, Hussain I e Ahmad M. 2009. Efeitos do cipermetrinão em alguns parâmetros clínico-hemato-bioquímicos e patológicos em cabras anãs machos (Capra hircus). *Exp Toxicol Pathol.* Mar;**61**(2):151-60. doi: 10.1016/j.etp.2008.07.001. Epub 2008 Sep 7.

Khodiar P K,Verma A R,Tikariha B P e Patra P K. 2012.Estudo do nível de selénio sérico e do seu efeito na fertilidade masculina.*J Clin Biomed Sci*;**2** (2)

Kizawa K, Furubo S, Sanzen T e Kawamura Y. 2000. Trabalho de colaboração para avaliar a toxicidade nos órgãos reprodutores masculinos através de estudos de dose repetida em ratos 19). Efeitos da dose repetida de duas semanas de enoxacina nos órgãos reprodutores masculinos. *J Toxicol Sci.* Out;25 Spec No:187-94.

Koga M, Tanaka H, Yomogida K, Tsuchida J, Uchida K, Kitamura M, Sakoda S, Matsumiya K, Okuyama A e Nishimune Y. 1998. Expressão do ácido ribonucleico mensageiro da selenoproteína-P no testículo de rato. *biologia da reprodução* **58**: 261-65.

Kryukov G V, Castellano S, Novoselov S V, Lobanov A V, Zehtab O, Guigo R e Gladyshev V N. 2003. Characterization of mammalian selenoproteomes. *Science* **300**:1439-43.

Küng K , Riond J L e Wanner M. 1993. Pharmacokinetics of enrofloxacin and its metabolite ciprofloxacin after intravenous and oral administration of enrofloxacin in dogs. *Journal of Veterinary Pharmacology and Therapeutics* **16**: 462-468. doi: 10.1111/j.1365-2885.1993.tb00212.x

Leaver M J e George S G .1998.A piscine gluthione S-transferase which efficiently conjugates the end products of lipid peroxidation.Marine . *Investigação ambiental marinha* **46** (1-5):71-74.

Lemasters G K, Selevan S G. 1993. Exposições tóxicas e reprodução: uma visão da epidemiologia e da vigilância. In: *Reproductive toxicology and infertility*. Scialli A R, Zinaman M J, eds. McGraw Hill; 307-321.

Lipsky B A e Baker C A. 1999. Perfis de toxicidade das fluoroquinolonas: uma revisão centrada nos agentes mais recentes. *Clinical Infectious Diseases* **28**:352-64.

Liu H H. 2010. Safety profile of the fluoroquinolones: focus on levofloxacin (Perfil de segurança das fluoroquinolonas: foco na levofloxacina). *Segurança dos medicamentos* 33(5):353-369.

Luna L G. 1968. Manual de Métodos de Coloração Histológica do Instituto de Patologia das Forças Armadas, 3ª ed., McGraw-Hill. McGraw-Hill, Nova Iorque.

Luo L, Chen H, Trush M A, Show M D, Anway M D e Zirkin B R. 2006. Aging and the brown Norway rat leydig cell antioxidant defense system. *Journal of Andrology* **27**:240-7.

Mannervik B.1987. As enzimas do metabolismo do glutatião: uma visão geral. *Biochem Soc Trans.* Ago;**15**(4):717-8.

Marin-Guzman J, Mahan D C, Whitmoyer R.2000. Effect of dietary selenium and vitamin E on the ultrastructure and ATP concentration of boar spermatozoa, and the efficacy of added sodium selenite in extended semen on sperm motility. *J Anim Sci.* Jun;**78**(6):1544-50.

Marklund S e Marklund G. 1974. Involvement of the superoxide anion radical in the autoxidation of pyrogallol and a convenient assay for superoxide dismutase. *European Journal of Biochemistry* **47**: 469-74.

Martinez M, McDermott P e Walker R. 2006. Pharmacology of the fluoroquinolones: Uma perspetiva para a utilização em animais domésticos. *The Veterinary Journal* **172**: 10-28.

Mates J M, Cristina P G e Ignatio N C.1999.Antioxidant enzymes and human diseases. *Clinical Biochemistry* **32**(8):595-603.

Matés J M.2000. Efeitos das enzimas antioxidantes no controlo molecular da toxicologia das espécies reactivas de oxigénio. *Toxicologia.* Nov 16;**153**(1-3):83-104.

Mathur P P e D'Cruz S C. 2011. O efeito de contaminantes ambientais na função testicular. *Asian Journal of Andrology* 13: 585-591.

Maxwell A e Critchlow S E. 1998. Modo de ação.In: Kuhlman J, Zeiler H J, (Eds.),Quinolone antibacterials. *Springer*, Berlim pp *119-166*

McCord J M. 1983. The biochemistry and pathophysiology of superoxide. *Physiologist,* **26**:156-158.

Meuillet E, Stratton S, Prasad Cherukuri D, Goulet AC, Kagey J, Porterfield B e Nelson MA. 2004. Chemoprevention of prostate cancer with selenium: an update on current clinical trials and preclinical findings. *Journal of Cellular Biochemistry* **3**:443-58. (Rev.)

Mitchell M A. 2006. Therapuetic review enrofloxacin. *Journal of Exotic Pet Medicine* **15** (1): 66-69.

Mohr J F A. 2005. Avaliação retrospetiva e comparativa de disglicemias em pacientes hospitalizados que recebem gatifloxacina, levofloxacina, ciprofloxacina e orceftriaxona. *Farmacoterapia* **25** (10): 1303-1309.

Montay G, Goueffon Y e Roquet F. 1984. Absorção, distribuição, destino metabólico e eliminação do mesilato de pefloxacina em ratinhos, ratos, cães, macacos e seres humanos. *Antimicrob Agents Chemother.* Abr;**25**(4):463-72.

Nakai M , Moore B J , Hess R A. 1993. Reorganização epitelial e crescimento irregular após lesão induzida por carbendazim dos ductos eferentes do testículo de rato. *Anat. Rec.* **235**:51-60.

Naughton C K, Nangia A K e Agarwal A. 2001. Pathophysiology of varicoceles in male infertility. Hum Reprod Update. Set-Out;7(5):473-81

Ndovi TT, Choi L, Caffo B, Parsons T, Baker S, Zhao M, Rohde C e Hendrix CW .2006. Avaliação quantitativa das concentrações de fármacos na vesícula seminal e na próstata através de um método não invasivo. *Clin Pharmacol Ther* **80**:146-158.

Nomura Y. 2001. Estudos farmacológicos celulares e moleculares sobre a sinalização dos receptores de membrana e as respostas ao stress no cérebro. *YAKUGAKU ZASSHI* **12**:899-908. (Rev.)

Oda S S, El-Maddawy Z Kh. 2011. Efeito protetor da combinação de vitamina E e selénio na toxicidade reprodutiva induzida pela deltametrina em ratos machos. Exp Toxicol Pathol .doi:10.1016/j.etp.2011.03.001

Oldereid N B, Thomassen Y, Purvis K. 1998. Selénio nos órgãos reprodutores masculinos humanos. *Human* **Reproduction13**:2172-6.

Park-Wyllie L Y. 2006. Terapia de gatifloxacina em ambulatório e disglicemia em adultos mais velhos. *The New England Journal of Medicine* **354** (13): 1352-1360.

Pichini S, Zuccaro P e Pacifici R .1994.Drugs in semen. *Clin Pharmacokinet* **26**:356-373

Pouzaud F, Benard-Beaubois K, Warnet J M, Havem G e Rat P. 2004. Discriminação *in vitro* da toxicidade das fluoroquinolonas nas células do tendão: envolvimento do stress oxidativo. *Journal of Pharmacology and Experimental Therapeutics* **308**: 394-402

Rampal S, Kaur R, Sethi R, Singh O e Sood N. 2008. Retinopatia associada à ofloxacina em coelhos: Role of oxidative stress. *Human and Experimental Toxicology* **27***(5)*: 409-415.

Ranawat P e Bansal M P. 2009. A apoptose induzida pela modulação do estado do selénio envolve p38 MAPK e ROS: implicações na espermatogénese. *Mol Cell Biochem.* Oct;**330**(1-2):83-95. doi: 10.1007/s11010-009-0103-8. Epub 2009 Apr 12.

Randall C e Walker M D .1999. The fluoroquinolones. *Mayo Clinic Proceedings* **74**: 1030-37

Ray R S, Agrawal N, Misra R B, Farooq M e Hans R K. 2006. Potencial fototóxico in vitro induzido por radiação de algumas fluoroquinolonas. *Drug Chemical Toxicology* **25** (9 suppl 2):S12-S24.

Rayman M P 2005. Selenium in cancer prevention: a review of the evidence and mechanism of action. *Proc Nutr Soc.* **64**:527-42. (Rev.)

Reiter R, Tang L, Garcia J J e Muñoz-Hoyos A.1997. Acções farmacológicas da melatonina na fisiopatologia dos radicais de oxigénio. *Life Sci.***60**(25):2255-71.

Roveri A, Casasco A, Maiorino M, Dalan P Calligaro A e Ursini E. 1992. Fosfolípido hidroperóxido glutationa peroxidase do testículo de rato. Dependência da gonadotropina e identificação imunocitoquímica. *Journal of Biological Chemistry* **267**:6142-46.

Sánchez-Gutiérrez M, García-Montalvo E, Izquierdo-Vega J e Del Razo L. 2008.Effect of dietary selenium deficiency on the in vitro fertilizing ability of mice spermatozoa. *Cell Biol Toxicol*;**24**:321-9.

Sarban A, Sezgin A, Kocyigit B, Mithat Y, Ugur A e Isikan E. 2005. Capacidade antioxidante total do plasma, peroxidação lipídica e actividades das enzimas antioxidantes dos eritrócitos em doentes com artrite reumatoide e osteoartrite. *Clinical Biochemistry,* **38:** 981 - 986.

Sarkar R, Mohanakumar K P, Chowdhury M. 2000 Effects of an organophosphate pesticide, quinalphos, on the hypothalamo-pituitary-gonadal axis in adult male rats. *J Reprod Fertil.*; **118**(1): 29-38.

Schlegel P N, Chang T S K, Marshal F F. 1991. Antibióticos: riscos potenciais para a fertilidade masculina. *Fertil Steril*;**55(2):** 235-42.

Schwetz B A, Rao K S e Park CN. 1980. Insensibilidade dos testes para problemas reprodutivos. *J. Environ. Pathol. Toxicol.* **3**:81-98.

Scott M D, Wagner T C e Chiu D T. 1993. A diminuição da atividade da catalase é o mecanismo subjacente à suscetibilidade a oxidantes em eritrócitos deficientes em glucose-6-fosfato desidrogenase. *Biochim Biophys Ata.* **30** de abril;1181(2):163-8.

Scott M D, Eaton J W, Kuypers F A, Chiu D T e Lubin B H.1989. Enhancement of erythrocyte superoxide dismutase activity: effects on cellular oxidant defense. *Blood.* 15 de novembro;**74**(7):2542-9.

Seko Y e Imura N. 1997. Geração ativa de oxigénio como um possível mecanismo de toxicidade do selénio. *Biomedical and Environmental Sciences* **10**:333-9.

Shabnam M, Mansoureh M e Javad M S. 2008. Efeitos Antioxidantes do Selénio nos Parâmetros do Esperma e na Estrutura Testicular em Ratos Jovens e Idosos. *J Reprod Infertil.***9**(3):229-237.

Shafiq-Ur-Rehman. 1984. Peroxidação lipídica regional induzida pelo chumbo no cérebro. *Toxicol Lett* 21:333-337

Shalini S e Bansal M P.2005. Papel do selénio na regulação da espermatogénese envolvendo a proteína activadora I. *Biofactores*; **23** (3): 151-62.

Shan L, Hardy D O, Catterall J F, Hardy M P. Effects of luteinizing hormone (LH) and androgen on steady state levels of messenger ribonucleic acid for LH receptors, androgen receptors, and steroidogenic enzymes in rat Leydig cell progenitors in vivo. 1995. *Endocrinology* .**136**(4): 1686-1693.

Shi L, Zhanga C, Yuea W, Shia L, Zhua X e Lei F. 2010. Efeito a curto prazo da levedura enriquecida com selénio na dieta sobre os parâmetros do sémen, o estado antioxidante e a concentração de Se no plasma seminal de cabras. *Animal Feed Science and Technology* **157**: 104-8

Shimoda K, Ikeda T, Okawara S e Kato M. 2000. Possível relação entre a fototoxicidade e a fotodegradação da sitafloxacina, um agente antibacteriano de quinolona, na pele auricular de ratinhos albinos. *Ciências Toxicológicas* **56**: 290-296

Shviro Y e Shaklai N. 1987. Glutathione as a scavenger of free hemin: a mechanism of preventing red cell membrane damage. *Farmacologia Bioquímica* **36**: 3801-380

Sikka S C. 2001. Relative impact of oxidative stress on male reproductive function (Impacto relativo do stress oxidativo na função reprodutora masculina). *Curr Med Chem*; **8**:851-862.

Singh S N, Vats P, Kumria M M, Ranganathan S, Shyam R, Arora M P, Jain C L e Sridharan K. 2001. Effect of high altitude (7,620 m) exposure on glutathione and related metabolism in rats. *Eur J Appl Physiol.* Mar;**84**(3):233-7.

Singh S, Bansal M L, Singh T P e Kumar P.1991. *Statistical Methods for Research Workers*, Kalyani Publishers, New Delhi India.

Sinha R B, Banerjee P e Ganguly A K .2006. Serum concentration of testosterone, epididymal mast cell population and histamine content in relation to sperm count and their motility in albino rats following H2 recetor blocker treatment. *Nepal Med Coll J* **8**:36-39.

Spickett C M, Jerlich A, Panasenko O M, Arnhold J, Pitt A R, Stelmaszyńska T e Schaur R J.2000. As reações do ácido hipocloroso, a espécie reativa de oxigênio produzida pela mieloperoxidase, com lipídios. *Ata Biochim Pol.***47**(4):889-99.

Stahlmann R e Lode H.1999. Toxicidade das quinolonas. *Drugs* **58**(Suppl 2):37-42.

Stohs S J. 1995. The role of free radicals in toxicity and disease (O papel dos radicais livres na toxicidade e na doença). *Journal of Basic and Clinical Physiology and Pharmacology*; **6**:205-28.

Takahashi O e Oishi S. 2001. Toxicidade testicular da dieta de 2,2-bis(4-hidroxifenil)propano (bisfenol A)em ratos F344.ArchToxicol;75:42-51.

Takhshid M A, Tavasuli R A, Heidary Y, Keshavarz M e Kargar H. 2012. Efeito protetor das vitaminas E e C na toxicidade reprodutiva induzida pelo Endosulfan em ratos machos. *Jornal Indiano de Ciências Médicas* **37**(3): 173-180.

Talla V e Veerareddy P R. 2011. Stress oxidativo induzido por fluoroquinolonas no tratamento de infecções complicadas do trato urinário em doentes indianos. *Journal of Young Pharmacists* **3**: 304-309.

Tekman B, Ozdemir H, Senturk M e Ciftci M.2008. Purificação e caraterização da glutationa redutase do fígado da truta arco-íris (Oncorhynchus mykiss) e efeitos de inibição dos iões metálicos na atividade enzimática. *Comp Biochem Physiol C Toxicol Pharmacol*.Aug;**148**(2):117-21. doi: 10.1016/j.cbpc.2008.04.005.

Thomas A, Tocher J e Edwards D I. 1990. Caraterísticas electroquímicas de cinco medicamentos à base de quinolonas e o seu efeito nos danos e reparação do ADN em Escherichia coli. *Journal of Antimicrobial Chemotherapy* 25:733-44.

Turner T T e Lysiak J J. 2008. Stress oxidativo: um fator comum na disfunção testicular. *Jornal de Andrologia* **5**:488-98.

Udomsinprasert R, Pongjaroenkit S, Wongsantichon J, Oakley A J, Prapanthadara L A, Wilce M C e Ketterman A J. 2005. Identificação, caraterização e estrutura de uma nova isoenzima de glutationa transferase da classe Delta. *Biochem J.* Jun 15;**388**(Pt 3):763-71.

Underwood E J e Suttle N F. 1999. Selenium: The mineral nutrition of livestock, *Wallingford, axon: CAB International* **3**: 421-75.

Van Metre D C e Callan R J.2001. Selénio e vitamina E. *Veterinary Clinical North American Food Animal Practical* **17**:373-402.

Vancutsem P M, Babish J G e Schwark W S. 1990 .The fluoroquinolone antimicrobials: structure, antimicrobial activity, pharmacokinetics, clinical use in domestic animals and toxicity. *Cornell Vet*. abril;**80**(2):173-86.

Wagai N e Tawara K. 1991. Possível papel direto dos oxigénios reactivos na causa da fototoxicidade cutânea induzida por cinco quinolonas em ratos. *Archives of Toxicology* **66**:392-397.

Wagai N e Tawara K.1992. Fototoxicidade cutânea induzida por agentes antibacterianos de quinolona: reacções de edema auricular em ratinhos Balb/c. *Arquivos de Toxicologia* **58**:215-23

Wallace E, Calvin H I, Ploetz K, Cooper G W. 1987. Estudos funcionais e de desenvolvimento do selénio na espermatogénese. In: Combs JF Jr, Spallholz JE, Levander OA, Oldfield J (eds.), Selenium in Biology and Medicine. Nova Iorque: van Nostrand Reinhold:181-196.

Wang R S, Yeh S, Tzeng C R e Chang C. 2009. Androgen recetor roles in spermatogenesis and fertility: lessons from testicular cell-specific androgen recetor knockout mice. *Endocrine Reviews* **2**:119-32.

Weksler B B, Moore A e Teplerj.In:T E Andreoli,C C J Carpenter,F Plum e L H Smith.(ed)1990.*Cecil Essentials of Medicine* pp-341-63.WB Saunders Company,Philadelphia.

Wichtel J J, Grace N D e Firth E C.1998. The effect of injectable barium selenate on the selenium status of horses on pasture. *New Zealand Veterinary Journal* **46**:186-90.

Wong S T, Gildengorin G, Nguyen T e Mock J.2005. Disparidades nas taxas de rastreio do cancro colorrectal entre os asiático-americanos e os brancos não latinos. *Cancro* **104** :2940-7.

Working P K, Chellman G J. 1993. The testis, spermatogenesis and the excurrent duct system. In: *Reproductive toxicology and infertility*. Scialli A R, Zinaman M J, eds. ISBN, McGraw Hill; 55-76.

Wu A S, Oldfield J E, Shull L R, Cheeke P R. 1979. Efeito específico da deficiência de selénio no esperma de rato. *Biol Reprod*;**20**:793-8.

Xin Q Q, Huang Y, Li J, Zhang W J, Yu T, Wang H, Zhang C, Ye D Q e Huang F. 2010. A apoptose contribui para a toxicidade testicular induzida por dois isómeros de bromopropanos. *Toxicologia e Saúde Industrial* **26**(8): 513-524.

Yazar E e Tras B. 2001. Effect of fluoroquinolone antibiotic on hepatic superoxide dismutase and glutathion peroxidase activites in healthy and expermintelly induced perotenitis mice. *Revue de medecine veterinaire*, **152**: 235-238.

Yousef M I. 2010. A vitamina E modula a toxicidade reprodutiva do piretróide lambda-cialotrina em coelhos machos. *Food Chem Toxicol* **48**:1152-9.

Zelko I N, Mariani T J e Folz R J.2002. Superoxide dismutase multigene family: a comparison of the CuZn-SOD (SOD1), Mn-SOD (SOD2), and EC-SOD (SOD3) gene structures, evolution, and expression. *Free Radic Biol Med*. Aug 1;**33**(3):337-49.

Zhao B Y, Pine R, Domagala J e Drlica K. 1999. Ação das fluoroquinolonas contra isolados clínicos de Mycobacterium tuberculosis: efeitos de um grupo metoxil C-8 na sobrevivência em meios líquidos e em macrófagos humanos. *Antimicrobial Agents Chemotherapy* **43**:661-6.

Zhao B, Colin F. Chignell, Rammal M, Smith F, Hamilton M G, Andley U P e Joan E. Roberts. 2010. Deteção e prevenção da fototoxicidade ocular da ciprofloxacina e de outros antibióticos de fluoroquinolona. *Photochemistry and Photobiology* **86**(4): 798-805.

Zhao X, Xu C, Domagala J e Drlica K. 1997. Alvos de DNA topoisomerase das fluoroquinolonas: uma estratégia para evitar a resistência bacteriana. *Proceedings of Natural Academic Sciences* USA **94**: 13991-6.

Zhao X, Wang J Y e Xu C. 1998. Eliminação de *Staphylococcus aureus* por C-8 metoxi fluoroquinolonas. *Antimicrobial Agents Chemotherapy* **42**:956-8.

Zirkin B R e Chen H. 2000. Regulação da função esteroidogénica das células de Leydig durante o envelhecimento. *Biology of Reproduction* **63**:977-81. (Rev)

Zobeiri F, Sadrkhanlou R A, Salami S, Mardani K. 2013. Efeito a longo prazo da ciprofloxacina no tecido testicular: Evidência de alterações bioquímicas e histoquímicas. *Jornal Internacional de Fertilidade e Esterilidade do Instituto Royan* 6:294-303

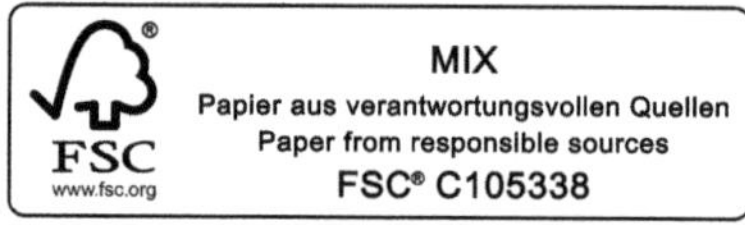

Printed by Books on Demand GmbH, Norderstedt / Germany